AF475660

ESSAI

SUR LES

ÉMISSIONS SANGUINES

ET LES ÉVACUANS,

PRÉCÉDÉ

DE QUELQUES CONSIDÉRATIONS GÉNÉRALES

SUR LA VIE, LA SANTÉ ET LA MALADIE,

2e ÉDITION, REVUE, CORRIGÉE ET AUGMENTÉE,

De la Thèse pour le Doctorat en Médecine, présentée et soutenue, le 23 août 1839, devant la Faculté de Médecine de Paris,

Par J.-F.-Hermant GUIBERT,

Natif de Toulouse, Élève de l'École de Sorèze, Habitant de l'île Maurice, Bachelier de la Faculté des Lettres et Docteur de la Faculté de Médecine de Paris.

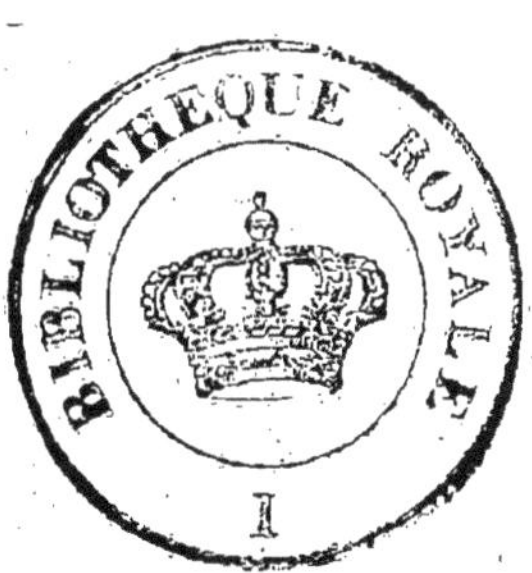

In medicinâ plus valet experientia quàm ratio.

Baglivi.

Paris,

A LA LIBRAIRIE DES SCIENCES MÉDICALES,

De Just ROUVIER,

RUE DE L'ÉCOLE-DE-MÉDECINE, N° 8.

1840.

A MON ONCLE ET AMI J.-B. BARRAUD,

Négociant à l'île Maurice.

Je sens couler mes larmes, en vous dédiant ma thèse!.....
Mes enfans apprendront, de moi, que la reconnaissance est due au bienfait!

J.-F.-H. GUIBERT.

PRÉFACE.

L'accueil honorable et inattendu que le public a fait à la Thèse que j'ai présentée et soutenue, l'année dernière, à la Faculté de médecine de Paris; les félicitations que n'ont pas dédaigné de m'adresser des Médecins d'un mérite éminent; les conseils de mes amis, et les avis mêmes du libraire-éditeur qui n'a cessé de m'engager à faire paraître cette deuxième édition, après avoir placé des exemplaires du premier tirage à un prix auquel ne se vendent pas ordinairement des Thèses; toutes ces considérations si encourageantes pour moi, et auxquelles je suis extrêmement sensible, m'ont déterminé à revoir et à corriger mon travail. J'en ai supprimé les quatre questions qui m'avaient été données par la Faculté, comme entièrement étrangères au sujet de mon choix, et j'y ai ajouté quelques préceptes tirés des savantes leçons de M. le Docteur Gendrin, Médecin de l'hôpital de Notre-Dame-de-Pitié. Ces additions feront, j'en suis sûr, d'autant plus de plaisir, que ce grand praticien, dans le dernier concours pour la chaire de pathologie interne, vient d'étonner le monde médical par la solidité et l'immensité de ses connaissances.

Le Docteur Gendrin eût été, d'emblée, nommé professeur, si MM. les juges des concours, imitant le noble exemple des vénérables magistrats qui siégent au Palais-de-Justice, pouvaient se pénétrer de l'idée qu'eux aussi sont revêtus, par la loi, d'un caractère sacré, et qu'ils sont là pour rendre la justice, et non pour sacrifier aux passions!

Le monstrueux abus qu'on a fait trop souvent du concours, ne doit pas être un motif pour l'abolir; non, il rend de trop importans services!..... C'est au concours que nous devons, en partie, cette foule d'excellens cours qui se font journellement à l'école pratique; mais il est dans l'intérêt de tous les concurrens, dans l'intérêt de l'avenir de l'École et de la science, et indubitablement dans l'intérêt de la société, que l'on propose au Gouvernement un projet de loi tendant à réformer le mode de composition et de délibérations du jury médical. Les Professeurs de la Faculté ne devraient pas être juges du concours; ils ne devraient pas, dans cette grave affaire, être juges et parties; ils ne devraient pas être exposés à *pâlir*, en entendant les savantes improvisations d'un candidat qu'ils sont appelés à juger. Il ne manque pas, en dehors de la Faculté, de médecins pour les remplacer.

Tant qu'on n'aura pas obtenu cette importante réforme, on sera exposé à voir se renouveler les abus du dernier concours. On n'a pas nommé celui qui s'était montré supérieur, de l'aveu de l'immense majorité des Élèves et d'un grand nombre de Médecins qui ont suivi le concours avec le plus vif intérêt; de l'aveu des journaux de médecine qui ont rendu un compte exact de toutes les séances (1); de l'aveu même des concurrens, tous gens d'honneur et de talens, sans exception; car ne serait pas admis au concours par la Faculté ou par le ministère de l'instruction publique, et, à défaut de ces autorités, serait récusé par les juges ou par les compétiteurs, quiconque ne réunirait pas toutes les conditions de moralité et de savoir (2). On donna, dira-t-on, la place à un homme de mérite, d'accord; mais ceux qui ont fait la loi ont voulu qu'on nommât non-seulement un homme de mérite, mais encore un homme d'un mérite supérieur !...

---

(1) Voyez les journaux de Médecine publiés depuis le mois de novembre 1839 jusqu'au mois de mars inclusivement.

(2) Ces assertions se trouvent pleinement confirmées par les paroles prononcées par l'avocat du Roi, le 3 avril dernier, dans un procès de presse médicale auquel le résultat du dernier concours a donné lieu. Le jugement qui en fut la suite va être publié dans plusieurs journaux par l'ordre du Tribunal.

En agir autrement, c'est se jouer de la volonté du législateur, et, par une conséquence toute naturelle, c'est nuire à la science, c'est offenser la société !.....

Ces réflexions ne sont point déplacées dans la préface d'un livre de médecine. Il est du devoir de tout citoyen qui aime son pays de signaler, en ce qui est du domaine de ses observations, tous les abus qui pourraient, plus ou moins directement, nous ramener aux temps d'ignorance et de barbarie.

Quant à moi qui ne partage pas l'opinion de ceux qui prétendent qu'il n'y a plus que corruption dans nos mœurs, et qu'il est inutile de se plaindre; quant à moi qui crois que la vertu existe encore parmi nous, et qu'il ne faut, pour la mettre au grand jour, que combattre ses ennemis avec persévérance, je m'indigne, avec les honnêtes gens, des actes qui portent un caractère de despotisme, et en écrivain libéral, j'en appelle à la loi protectrice de la liberté !.....

Quelques personnes m'ont blâmé d'avoir, dans ma Thèse, parlé avec éloges du Docteur Leroy; parce que, a-t-on dit, sa doctrine et son remède ont été, dans le temps, condamnés par la Faculté et par l'Académie de Médecine.

Moi qui ne juge pas ici sans connaissance de cause, comme l'ont fait plus d'un Médecin, il faut bien l'avouer, et qui me suis fait un devoir de dire la vérité, et de ne caresser les erreurs de personne, pas même celles des corps savans dont les jugemens sont bien loin d'être toujours l'expression de la justice, je me permettrai de faire observer à ces personnes qu'elles se sont montrées plus susceptibles que les Membres du Jury Médical de la Faculté, qui ne m'ont nullement reproché *d'avoir parlé avec éloges de Leroy et de son remède.* Ces Messieurs qui, comme on sait, n'accueillent pas en général trop bien les candidats qui ne les flattent pas, n'auraient pas manqué de refuser ma Thèse, s'ils n'avaient senti que j'étais pleinement dans mon droit.

Je me permettrai de leur faire observer encore qu'il n'est pas étonnant que, dans un temps, heureusement passé, où l'on croyait généralement que le moindre purgatif était capable de produire sur l'économie des effets funestes, il n'est pas étonnant, dis-je, qu'on ait regardé comme dangereux le remède de Leroy, composé de jalap, de turbith végétal et de scammonée, et que, par une métaphore forcée, on l'ait même qualifié de *poison;* mais ce qui est étonnant, c'est qu'aujourd'hui que les idées ont été modifiées par les progrès de la science, il se trouve encore des Médecins qui conservent leurs préventions.

D'autres personnes ont dit que ce remède pouvait bien convenir dans les pays chauds, mais qu'il ne convenait nullement en Europe.

Avancer que ce remède ne peut convenir que dans les pays chauds, c'est dire que les purgatifs drastiques ne doivent jamais être employés en Europe. Pour répondre à cette assertion, je m'en réfère à ce que j'ai dit dans ma Thèse, où se trouvent des réponses péremptoires aux objections qu'on peut faire à ce sujet. Je dirai seulement que Sydenham qui certes n'exerçait pas la médecine dans les pays chauds, faisait un fréquent usage d'un remède dont la composition est à peu près identique à celle du remède de Leroy (1).

Comme beaucoup de médicamens, ce remède peut être dangereux entre les mains de personnes étrangères à la médecine; mais, administré *à propos* par un médecin qui en connaîtra la composition, ainsi que la différence d'activité que présentent les quatre degrés dans lesquels il est distingué, il procurera, dans certains cas, des résultats très-avantageux. C'est ce que l'observation a depuis long-temps prouvé et que j'ai moi-même vérifié, tant en Europe que dans les pays chauds.

C'est, au reste, ce que savent très-bien en France,

---

(1) Voyez Sydenham, *Traité de l'Hydropisie*, art. 905.

et surtout à Paris, plus d'un médecin pour qui les effets de ce remède ont été un objet d'étonnement et de méditation, et une cause de progrès!... Pourquoi n'ont-ils pas été aussi pour eux une occasion de réparation du tort qu'on avait eu envers Leroy? envers ce respectable vieillard qui est près de descendre dans la tombe, pardonnant à ses ennemis et emportant les regrets et les bénédictions des pauvres de son canton, à qui il n'a cessé de donner gratuitement des conseils et des médicamens, pendant plus de trente ans; envers cet homme digne de l'estime et du respect des médecins consciencieux, *pour avoir soutenu et propagé en France et à l'étranger la méthode des évacuans*, à une époque où vous, Messieurs de la Faculté et de l'Académie de Médecine, qui imposez au monde et aux jeunes médecins par votre autorité, vous aviez, *presque tous*, abandonné ce mode de traitement, recommandé cependant, depuis deux mille ans, par tous les grands maîtres de l'art!...

Ne dois-je pas, dès lors, me féliciter, dans l'intérêt de mes malades, d'être venu un peu tard à votre école? car dans ma première jeunesse, vous m'auriez très-probablement entraîné dans la fausse route que vous avez long-temps parcourue. Vous avez beau dire que vous avez marché avec la science : la science, en Europe, a marché sans la plupart d'entre vous, et malgré la plupart d'entre vous; ici, vous vous étiez presque tous égarés, et vous condamniez, sans pitié, tous ceux qui ne voulaient pas vous suivre.

Vous le reconnaissez vous-mêmes tous les jours; vous réparez aujourd'hui, dans vos nouvelles éditions, le tort que vous avez fait à la science dans les livres que vous avez publiés autrefois : plût à Dieu que vous pussiez réparer aussi facilement le tort que vous avez fait à l'humanité !.... Vous ne le pouvez pas !.... eh bien ! rentrez en vous-mêmes, et que de pénibles pensées vous rendent à l'avenir plus réservés dans vos écrits, et plus justes dans vos jugemens !....

Si mon ouvrage était destiné aux personnes étrangères à la médecine, je citerais une foule d'écrits qui leur prouveraient la vérité de mes assertions; mais j'écris pour un petit nombre d'honorables confrères, et, parmi eux, il n'en est aucun qui ne sache que les journaux et les ouvrages de médecine publiés à Paris, il y a vingt ans, lançaient presque tous anathême contre les évacuans, et recommandaient la saignée, la saignée et presque toujours la saignée; tandis que les écrits qui paraissent de nos jours, tandis que les dernières éditions de beaucoup d'ouvrages, en contradiction avec les premiers tirages, recommandent plus souvent les évacuans, et proscrivent la saignée comme dangereuse, dans des cas où ils l'ordonnaient autrefois. Il est donc inutile de faire des citations particulières; je me contenterai de faire observer que ce qui est dangereux aujourd'hui devait l'être également il y a vingt ans, et que, par conséquent, les auteurs des premiers écrits, en prônant un traitement inopportun, ont fait à l'humanité un mal irréparable..... (1)!

Les personnes qui me feront l'honneur de parcourir mon ouvrage, ne se donneraient-elles même la peine que de lire l'avant-propos et la conclusion, reconnaîtront bien que je suis loin d'avoir consacré mon temps à la défense d'un remède ou d'une doctrine, mais que je suis disposé, comme doit être tout médecin, à prendre le bon partout où je croirai le trouver. C'est ainsi qu'après avoir lu les ouvrages des homœopathes, je ne repousse pas absolument leur méthode de traitement; je crois que le régime sévère auquel on soumet les malades, n'est pas la seule cause des guérisons qu'on obtient *quelquefois;* mais, encore que les doses *absolument ho-*

---

(1) Ils ont encore contribué à déconsidérer la médecine; car il est incontestable que les funestes résultats du traitement qui a été en vogue à Paris, pendant un grand nombre d'années, ont singulièrement favorisé les charlatans dont fourmille cette capitale.

mœopathiques peuvent aussi y contribuer, dans ce sens qu'elles donnent de la confiance aux malades et soutiennent ainsi leur moral, circonstance nécessaire et indispensable, en général, à la réussite de tout traitement.

Telle était probablement la cause des heureux effets des pilules que Corvisard faisait prendre à l'Impératrice Marie-Louise pendant sa grossesse. « Quelle est la composition de vos pilules, dit un « jour l'Empereur à Corvisard, l'Impératrice pré- « tend qu'elle va de mieux en mieux depuis qu'elle « en fait usage? — Sire, elles ne sont composées « que de mie de pain. — Très-bien, Docteur, dit « en souriant Napoléon, la tactique n'est pas mau- « vaise (1). »

Comme je ne doute pas que ce ne soit à l'indépendance et à la bonne foi que j'ai manifestées dans un écrit livré non-seulement au public, mais présenté préalablement à la Faculté, pour obtenir le titre de Docteur, que je suis redevable de la bienveillance dont m'ont honoré mes indulgens lecteurs, je les prie aujourd'hui de daigner agréer l'expression de ma vive reconnaissance.

---

(1) Voyez le *Mémorial de Sainte-Hélène.*

AVANT-PROPOS
DE LA PREMIÈRE ÉDITION.

J'ose espérer qu'on me pardonnera cet avant-propos, en considération de l'intérêt qu'offrira à plus d'un médecin le récit des circonstances que je vais énumérer; elles ont, la plupart, des rapports directs avec des questions de médecine d'une grande importance, et ce sont elles qui, en très-grande partie, m'ont inspiré la résolution de revenir en Europe, pour étudier la médecine, un peu tard, diront peut-être quelques personnes, comme s'il était jamais trop tard pour étudier, lorsque surtout, malgré de faibles ressources dans l'intelligence, on se sent capable de faire plier les difficultés sous la puissance d'une volonté énergique!

« Il est une puissance d'action qui règle et domine l'homme moral, préside à ses déterminations et à ses mouvemens, à laquelle il doit ses plus nobles résolutions, comme ses plus généreux sacrifices, son triomphe sur lui-même, sa suprématie sur le reste de la création. Cette puissance, c'est la volonté! (1) »

Dans mon adolescence, j'étais loin de me douter qu'un jour j'aurais l'honneur de soutenir une thèse devant la célèbre Faculté de médecine de Paris.

Né à Toulouse, sous la glorieuse république française, élevé à l'école de Sorèze, à l'immortelle époque de l'empire, je passai mon temps, comme presque tous mes con-

(1) *Mémoire* lu à l'Académie royale de Médecine, par M. le docteur P. Jolly, inséré dans le *Journal des progrès de la médecine hippocratique*.

disciples, à étudier principalement les mathématiques, et à m'exercer au maniement des armes. Le bruit de la guerre qui plaît tant aux Français, nous privait de ce calme d'esprit si nécessaire à l'étude de la nature; les idées même de liberté occupaient peu les jeunes gens; les journaux ne nous entretenant sans cesse que des victoires de la grande armée, ne nous inspiraient que des idées de gloire qui absorbaient alors toutes les autres; et le jeune homme le plus fier bien loin de se trouver humilié, se sentait honoré d'être sujet et soldat du grand Napoléon.

Au moment où j'allais entrer dans la noble carrière militaire, des ingrats et des traîtres sacrifièrent l'empereur, et vendirent leur patrie. Dès cette époque de douloureux souvenir, toutes mes illusions de gloire se dissipèrent (1). Je quittai la France, embarqué en qualité de pilotin sur un navire marchand qui, du port de Marseille, fut dirigé vers le Brésil. L'état de marin m'aurait peut-être plu à bord d'un vaisseau de guerre; mais sur un bâtiment de commerce, la vie me parut monotone et sans charmes. Dans un de mes voyages, après bien des privations, j'abordai à l'île de France. Séduit par son brillant climat, charmé de la beauté de ses sites, pénétré des plus sublimes émotions à l'aspect de ses majestueuses forêts sauvages, sombres et solitaires, où la nature vierge semble régner en souveraine; touché surtout de la bonté avec laquelle les bons habitans de cette colonie accordent l'hos-

---

(1) Le pénible souvenir des événemens de 1814 et de 1815 a été affaibli par la révolution de 1830; il l'est encore de nouveau par l'idée de l'hommage qu'on rend en ce moment à la mémoire de l'Empereur.

Honneur et reconnaisance au Roi Louis-Philippe, qui vient d'ordonner à son fils le Prince de Joinville, de se rendre, avec sa frégate, à l'île Sainte-Hélène, pour y recueillir les restes mortels de Napoléon, et les transporter en France, afin de les déposer, suivant les dernières volontés de l'illustre proscrit, sur les bords de la Seine, *« au milieu de ce peuple Français qu'il a tant aimé! »*

pitalité aux étrangers, je me décidai sans peine à y fixer mon séjour. J'y exerçai la profession d'instituteur, et j'y devins, dans la suite, propriétaire et père de famille.

En 1823, on introduisit dans la colonie le remède et l'ouvrage de Leroy. Le remède, composé de purgatifs drastiques, convient, comme ces médicamens, dans certaines indications thérapeutiques. L'ouvrage intitulé *Médecine curative* contient une doctrine qui repose sur un principe exclusif (l'altération des humeurs), et qui est, par conséquent, défectueuse.

Quoi qu'il en soit, Leroy eut, dans l'île, beaucoup de partisans. A cette époque, il y avait dans le pays des médecins très-instruits, mais qui, la plupart, partageaient sur la cause prochaine des maladies et sur leur traitement, les idées exclusives qui régnaient presque généralement alors parmi les médecins français.

Il survint un conflit vraiment remarquable entre quelques médecins et ceux des habitans qui adoptèrent la doctrine de Leroy. Les uns voulaient presque toujours saigner, les autres presque toujours purger.

Plusieurs propriétaires se plaignirent de perdre, depuis l'introduction des émissions sanguines, plus de noirs qu'ils n'en perdaient lorsqu'on les traitait par les évacuans.

Ce fut au point que plusieurs habitans crurent devoir soigner eux-mêmes leurs noirs et même leur famille, et n'eurent plus recours aux médecins que pour les cas de chirurgie. Ce fut un mal, bien certainement, je le reconnais aujourd'hui. Mais à qui la faute? A ceux des praticiens qui étaient trop exclusifs dans leur traitement; car ils ne l'étaient pas tous. Quelques-uns, doués d'un trop bon esprit pour se laisser influencer par les théories nouvelles, continuèrent à saigner et à purger à propos, c'est-à-dire à faire une médecine rationnelle. Je pourrais citer les docteurs Gourdel et Ulcoq, et bien d'autres dont les conseils me seront précieux lorsque j'exercerai dans ma nouvelle patrie. A l'époque en question, je ne savais pas plus apprécier les médecins éclectiques que les médecins

2.

exclusifs, et je me rangeai au nombre des habitans qui renoncèrent à consulter les hommes de l'art, parce que je croyais que les saignées étaient toujours dangereuses, et que les évacuans étaient, au contraire, toujours utiles. Voici ce qui donna lieu chez moi à ces idées exclusives.

Témoin, sur plusieurs habitations, de nombreuses guérisons obtenues à la suite du traitement évacuant administré par des propriétaires, contre l'opinion de leurs médecins, j'en fus frappé!

Comment! me disais-je, d'un côté je vois des médecins qui ont été en Europe puiser à la source de la science, prétendre qu'il y a inflammation dans tels et tels cas, et proscrire les vomitifs et les purgatifs comme des moyens très-dangereux; de l'autre côté, je vois de bons habitans, sans aucune connaissance de la médecine, se rire des craintes et des sinistres prédictions de leurs docteurs, purger hardiment *dans ces mêmes cas*, et guérir! Il y a donc là-dessous quelque chose d'extraordinaire! Dès cette époque, j'éprouvai le désir d'étudier la médecine.

J'avais des rapports très-intimes avec un riche et respectable habitant du quartier de Flacq, feu M. Maréchal; ce digne homme, dont j'honore la mémoire, était un ancien médecin. Il possédait quelques planches d'anatomie et des livres de médecine qu'il laissa à ma disposition. Je me mis à lire, à étudier tant bien que mal. Je ne trouvai pas les théories médicales aussi claires que mes leçons de géométrie, comme on le croit sans peine; je renonçai à l'étude des livres de la bibliothèque de M. Maréchal pour étudier la médecine curative de Leroy. Je ne comprenais guère mieux les raisonnemens de ce médecin, c'est bien vrai; mais ce que je comprenais fort bien, et qui, dans mon ignorance de la médecine, contribuait à me faire croire qu'il avait toujours raison, c'était, comme je l'ai déjà dit, de nombreuses guérisons obtenues par les évacuans, dans des cas où *des* médecins les proscrivaient formellement.

Ce furent donc des faits qui me déterminèrent à me jeter

dans la médecine empirique. J'abandonnai des gens qui avaient le tort d'être exclusifs, pour me rapprocher d'autres qui l'étaient également, il est vrai, mais dans un sens opposé et beaucoup moins dangereux, surtout dans les pays chauds où les maladies saburrales sont excessivement fréquentes et réclament le traitement évacuant. Depuis l'année 1824, jusqu'au commencement de 1833, époque de mon départ de la colonie, je peux assurer que j'ai administré des milliers de médicamens, tant vomitifs que purgatifs, et que, dans une foule de cas, je n'ai eu qu'à m'en louer. Je suis fondé à conclure que, quoique j'en aie donné très-souvent mal à propos, il n'en est pas moins démontré, pour moi, que ces moyens thérapeutiques ne sont pas dangereux, comme on le croyait, et qu'employés convenablement, ils peuvent rendre de très-grands services, surtout dans certaines maladies chroniques, comme je l'exposerai dans ma thèse.

Des circonstances malheureuses m'ayant forcé à reprendre un état, il était tout naturel que je vinsse étudier la médecine, puisque j'avais déjà un pied dans l'art médical; que ma pratique, quelque ridicule qu'elle puisse paraître à certaines personnes, devait me faciliter singulièrement l'étude de cette partie, en me fournissant de nombreux termes de comparaison, et par conséquent, en me rendant plus apte à juger, à apprécier les faits dont je devais être lecteur, auditeur ou témoin.

Il est bien certain que j'ai traité beaucoup de maladies dont je ne pourrais dire le nom; mais il en est bien d'autres dont les symptômes bien tranchés m'ont tellement frappé, que je les ai parfaitement bien reconnues à Paris, telles que des maladies saburrales, bilieuses, typhoïdes, nerveuses, vermineuses, scrofuleuses, etc., etc.; et s'il m'est permis, dans mon travail, de parler de mes propres observations, j'en citerai peut-être quelques-unes qui ne seront pas sans intérêt.

Je me félicite d'être venu étudier à la savante École de médecine de Paris. L'anatomie et la physiologie m'ont parfaitement bien fait comprendre ce que je regardais comme merveilleux, c'est-à-dire, la guérison, par les purgatifs réitérés, de maladies qui avaient résisté à tous les autres moyens de traitement. J'ai appris à ne plus croire, d'une manière exclusive, à l'altération des fluides; mais une preuve que je n'avais pas toujours tort, pas plus que mon premier maître Leroy, à qui je dois l'honneur d'entrer dans la classe respectable des médecins, c'est que l'altération des fluides qui, pendant un temps, était rejetée par la plupart des médecins français, se trouve aujourd'hui admise par l'École de Paris.

Je me suis réconcilié, de bonne foi, avec les émissions sanguines, et je reconnais que si, dans ma pratique empirique, j'avais eu les connaissances nécessaires pour m'en servir à propos, j'aurais peut-être sauvé quelques malades que j'ai eu le malheur de perdre.

J'avais été prévenu contre les écrits de feu M. Broussais; mais comme je désire voir de mes propres yeux, autant que le temps et mes forces peuvent me le permettre, je les ai étudiés avec la plus scrupuleuse attention; j'y ai puisé d'excellentes leçons, et, après la lecture de ces ouvrages pleins de grandes vues philosophiques, et qui attestent les services que l'auteur a rendus à la science, je suis resté convaincu que beaucoup de ses disciples, dans le traitement des maladies, ont oublié les sages préceptes de leur maître, et ont été au-delà des prescriptions de ce grand médecin.

En terminant cet avant-propos, je prierai MM. les Professeurs de cette École, ainsi que MM. Blandin, Malgaigne, Le Noir, Lisfranc, Gendrin, Jolly et De Larroque, de daigner agréer l'expression des sentimens de respect et de reconnaissance que je conserverai toujours pour eux, en considération des leçons que j'ai puisées dans leurs cours, ou dans leurs écrits.

ESSAI

SUR

LES ÉMISSIONS SANGUINES ET LES ÉVACUANS.

EXPOSÉ ET DIVISION.

Les émissions sanguines et les évacuans sont d'un usage journalier dans la pratique médicale ; ce sont des moyens thérapeutiques précieux. Employés avec modération dans le traitement des maladies légères, leurs effets sont en général peu marqués ; il n'en est pas de même dans les affections graves. Il est incontestable que, dans ce cas, les mêmes moyens mis en usage, même avec réserve, produisent des effets sensibles, et qu'ils peuvent déterminer le retour à la santé ou la mort. Leur emploi et l'opportunité de leur emploi sont donc des choses de la plus haute importance, et par conséquent digne de toute la sollicitude du médecin.

Comme je suis convaincu que les différens modes de traitement employés par le praticien dépendent des idées auxquelles il s'est arrêté sur l'organisation de l'homme, ainsi que sur ses états physiologique et pathologique, et qu'il me semble que faire connaître ses idées sur ces points importans, c'est en quelque sorte justifier le traitement qu'on préfère en tel ou tel cas, je demande la permission, avant d'aborder le point qui fait le fond de mon sujet, d'entrer dans quelques considérations préliminaires sur la vie, la santé et la maladie.

Après avoir exposé les idées que je me fais sur la vie, la santé et la maladie, ce serait une grande satisfaction pour moi de parler des puissans moyens que l'hygiène et la thérapeutique mettent à la disposition du médecin, pour conserver les unes et pour combattre l'autre; mais je n'ai ni le temps, ni les moyens de me livrer à ces études, et je dois me borner à dire quelques mots de la composition du sang, de l'altération des humeurs, et à traiter des deux moyens thérapeutiques qui doivent principalement fixer mon attention, je veux dire des émissions sanguines et des évacuans.

Je diviserai mon travail ainsi qu'il suit:

PREMIÈRE PARTIE.

DEUXIÈME PARTIE.

PREMIÈRE PARTIE.

CHAPITRE Ier.

De la vie et des forces vitales.

Comme tout ce qui se passe dans la nature, la vie est un fait, mais un fait très-compliqué, objet d'une foule de discussions parmi les philosophes, labyrinthe inextricable dans lequel sont venues s'égarer les plus fortes intelligences qui ont voulu expliquer la nature des causes de ce grand phénomène.

Les anciens pensaient que la vie était due à une substance de nature ignée, composée d'atomes sphériques doués d'un mouvement perpétuel, communiquant du mouvement à des atomes infinis en nombre, contenus dans un espace sans bornes; pénétrant, parcourant tous les corps, communiquant à quelques-uns non-seulement du mouvement et de la chaleur, mais encore la faculté de croître, d'exister pendant un certain temps à l'état de développement complet, et de dépérir : telle est la vie, l'ame sensitive, l'ame végétative des anciens.

Recherchons si les progrès des sciences nous mettent à même de nous former, sur la vie, une opinion plus claire que celle des anciens.

Partons d'un fait incontestable : la vie est l'état

de l'animal qui sent et se meut. Le cadavre ne sent pas, ne se meut pas; il est privé de la vie (1).

Si nous comparons le corps vivant et le corps mort, nous trouvons des ressemblances et des différences : l'un et l'autre nous présentent un systême d'organes. Mais les organes de l'animal vivant ont de la chaleur, du mouvement, ils exécutent des fonctions ; ils n'ont avec les autres corps de la nature que des rapports utiles et nécessaires à leur conservation. Les organes du cadavre, au contraire, sont froids, immobiles, livrés sans résistance à l'action des agens physiques et chimiques, qui ne tarderont pas à disperser ses élémens dans l'éternel réservoir de la matière. Il y a donc une différence immense entre ces deux corps. Le corps vivant est incontestablement sous l'influence d'une ou plusieurs causes qui n'agissent plus sur le cadavre. Quelle est la nature de ces causes? Elle est ignorée. Mais ces causes n'en existent pas moins, car il n'y a pas d'effets sans causes.

Des philosophes, pour expliquer la vie, ont admis l'existence d'une ame intelligente, émanation d'une puissance surnaturelle. Ce dogme est très-raisonnable en matière de religion, et doit être respecté par tout homme ami de l'ordre et des bonnes mœurs; mais je ne fais pas ici une thèse de théologie, et par conséquent je ne dois pas sortir de la nature. L'esprit humain ne peut s'exercer avec fruit que sur les êtres naturels et sur les phénomènes qu'ils produisent par leurs actions et réactions. Pour comprendre, sans faire d'hypothèses gratuites, le phénomène le plus complexe de la nature, la vie, il faudrait d'abord que

(1) Pour éviter toute objection puérile, je dirai qu'il s'agit ici d'un animal en parfaite santé.

l'homme pût comprendre des phénomènes beaucoup plus simples qu'elle ; or, pour comprendre ces derniers, il est nécessaire qu'il fasse encore des découvertes. Non-seulement la nature des fluides impondérables lui est inconnue, mais de nombreux corps qui existent probablement dans ce vaste univers, ont échappé, jusqu'à ce jour, à tous ses moyens d'investigation ; et c'est peut-être dans ces inconnus que se trouve le secret de la vie !

Les hommes parviendront-ils jamais à agrandir assez le domaine de leurs connaissances pour avoir sur la vie des notions plus précises que les nôtres ?...

Quoi qu'il en soit, si nous ne pouvons croire au vitalisme pur, nous ne pouvons non plus admettre un matérialisme pur. Nous n'assimilons l'organisme ni à un moulin à vent, ni à un moulin à eau, ni à une machine à vapeur. Ces machines n'éprouvent ni plaisir, ni douleur ; elles ne se meuvent pas spontanément. « L'esprit, comme le dit M. le professeur Bouillaud (1), conçoit pour le fonctionnement des organes, l'intervention de certaines forces, de certains principes animateurs qui ne tombent pas sous les sens, qu'on ne peut ni mesurer, ni peser, ni toucher, ni voir, mais agissant, de concert avec les organes, d'après des lois dont la détermination est un des points fondamentaux de la saine physiologie. »

Je pense, enfin, que la vie est le résultat de l'action de causes inconnues dans leur nature, agissant sur la matière organisée ; et je donne à ces causes, comme la plupart de mes maîtres, le nom de *forces vitales*.

---

(1) *Dictionnaire*, en 15 vol., art. *Vitalisme*, p. 658.

Une réflexion qui doit frapper et faire méditer le médecin, c'est que, si la nature mystérieuse de ces forces nous échappe, il nous est cependant donné de constater, dans mille circonstances, que si un rien suffit pour éteindre ces forces, un rien suffit aussi pour les ranimer......

CHAPITRE II.

De la santé et de la maladie.

Les auteurs, en général, ont défini la santé : l'ordre, la régularité dans le développement des fonctions de l'organisme ; et la maladie : l'état contraire.

Il me semble que ces définitions, qui peuvent satisfaire les personnes du monde, ne sont pas suffisantes pour le médecin.

Voyons si nous trouverons ou croirons trouver quelque chose de plus précis.

Hippocrate et ses disciples prétendent que la maladie consiste dans la lésion tantôt des contenans, tantôt des contenus, et tantôt des esprits vitaux.

Galien avance que la maladie est l'état dans lequel les fonctions sont troublées.

Sydenham, l'effort de la nature qui cherche à détruire des élémens morbides.

Broussais, le résultat de l'irrégularité des fonctions.

M. le professeur Rostan et son école, une altération matérielle des solides.

M. le professeur Chomel nous dit, dans sa *Pathologie générale*, que la maladie est un changement notable survenu soit dans la disposition matérielle des solides ou des fluides, soit dans l'exercice d'une ou de plusieurs fonctions.

Suivant Reil, auteur allemand, la maladie est un acte particulier fondé sur l'organisation, que des circonstances insolites sollicitent seulement à convertir ses opérations ordinaires en d'autres anomales.

M. F. Dubois (d'Amiens) professe, dans sa *Pathologie générale*, que les lésions matérielles, soit dans la composition des solides, soit dans la composition des fluides, ne peuvent point constituer des maladies ; que c'est la vitalité seule qui, dans ses diverses expressions anormales, constitue toutes les individualités morbides (1).

Après avoir énuméré, sur la définition de la maladie, les différentes opinions d'auteurs si respectables, il paraîtra ridicule de ma part d'oser émettre la mienne ; mais j'espère qu'on me pardonnera d'user ou plutôt d'abuser d'un droit qui m'est accordé en cette circonstance.

Après avoir lu et relu bien souvent les différentes définitions des auteurs, sur la santé et la maladie, mon esprit n'était pas satisfait ; et, bien convaincu que ce n'est pas toujours un temps perdu que celui que l'on passe à rechercher une bonne définition, surtout en médecine, où le traitement dépend généralement des idées que nous nous faisons de l'état physiologique et pathologique de l'homme, je m'étais beaucoup exercé à la recherche de définitions qui satisfissent mon esprit, et je croyais en avoir trouvé de bonnes, du moins pour moi, lorsque dernièrement, en lisant la *Pathologie générale* de M. Dubois (d'Amiens), je tressaillis de joie, en voyant qu'il y avait de l'analogie entre ma définition de la maladie et celle de

(1) *Pathologie générale*, t. 1, p. 168.

ce médecin ; mais j'y trouvai aussi une grande différence, qui n'était pas en ma faveur, et comme, dans mes études, je ne cherche qu'à m'éclairer, je corrigeai la mienne. M. F. Dubois (d'Amiens) avance que c'est la vitalité seule qui, dans ses diverses expressions anormales, constitue les individualités morbides, ou, en d'autres termes, à ce qu'il me semble, que la maladie est une lésion de la vitalité.

Moi, je me disais :

La vie étant le résultat incontestable de l'action des forces vitales sur les organes, et par conséquent de le réaction des organes sur les forces vitales, toutes les fois que cet état existera d'une manière normale, il y aura équilibre, il y aura santé.

Toutes les fois que cet état existera d'une manière anormale, il n'y aura plus équilibre, il y aura trouble, il y aura maladie.

Toutes les fois que cet état n'existera pas du tout, il n'y aura plus vie, il y aura mort.

D'après ces raisonnemens, je croyais pouvoir conclure que la santé est l'état normal, et la maladie l'état anormal de la vie.

Mais la définition de M. F. Dubois (d'Amiens) m'ayant fait réfléchir, je sentis que je confondais la vie avec la vitalité, ce qui est bien différent.

La vie est un effet : elle est une, elle ne peut être ni en plus ni en moins ; tandis que la vitalité, qui est la disposition à vivre, la faculté de vivre, est susceptible du plus et du moins, et par conséquent altérable. J'ai dû, dès lors, rectifier mes premières définitions, et adopter celles-ci :

La santé est l'état normal La maladie est l'état anormal	de la vitalité.

Il m'a semblé que ces définitions, sans rien préjuger sur la nature de l'état physiologique et pathologique, exprimaient les faits dans leur plus grande généralité.

Je pense, comme M. F. Dubois (d'Amiens), que, malgré une altération notable dans la structure des organes, la santé peut n'être pas troublée, et par conséquent qu'il n'y a pas maladie dans ce cas. Un exemple entre mille : Un brave soldat a une jambe emportée par un boulet; on lui fait l'amputation ; il survient des symptômes de réaction locale et générale : voilà bien la maladie. Mais une preuve que la maladie n'est pas constituée, mais seulement causée par la lésion organique, c'est que cette maladie peut cesser au bout de quelques jours; la plaie peut finir par se cicatriser, toutes les fonctions rentrer dans leur état normal, et cependant l'altération normale de structure sera permanente. Pourra-t-on dire que cet homme sera toute sa vie dans un état de maladie ? je ne le pense pas. Il me semble qu'il y aurait là abus de mots, et que ce serait confondre la santé avec la maladie.

Il me paraît aussi qu'il en est de même pour l'altération des liquides qui peut exister à différens degrés, sans produire toujours la maladie, parce que cette altération n'est pas assez prononcée pour troubler l'harmonie des fonctions. Je dis plus, je prétends que l'altération du sang existe constamment, à différens degrés, et que je ne conçois pas même qu'il puisse en être autrement. En effet, le sang doit sa constitution à l'air qui le vivifie, dans l'acte de l'hématose, et aux élémens extraits des solides et des liquides, par l'action de la digestion. Or, l'air est-il toujours pur ? Les alimens solides ou liquides ne contiennent-ils pas toujours des matières hétérogènes ? L'absorption, tant interne qu'externe, qui s'exerce sur les alimens comme sur les poisons, ne fait-elle pas constamment arriver dans le sang des substances étrangères qui en troublent la pureté ? Y a-t-il toujours maladie pour cela ? non ; parce que les matières étrangères qui sont continuellement introduites dans l'économie, en sont aussi continuellement expulsées par les actes excrétoires, et surtout par ceux de la mixtion et de la défécation.

Je m'arrête ; je sens que j'irais trop loin, car il me semble entendre la puissante voix de la nature qui me crie : « O homme ! ne sens-tu donc pas que c'est sur le tube digestif et sur l'appareil urinaire que tu dois principalement diriger tes moyens de traitement, si tu veux me seconder dans mes actes dépuratoires ! »

Pour résumer ce que j'ai exposé dans ce chapitre, je dirai, comme M. F. Dubois, que, « vu qu'il n'y a pas seulement dans l'organisme des solides et des liquides, et qu'en outre toutes les conditions de la disposition normale de ces solides et de ces fluides ne nous sont pas connues » (1), il est peut-être impossible de donner, sur la santé et la maladie, des définitions qui ne soient pas attaquables. Mais, comme il est nécessaire de poser une ligne de démarcation entre ces deux états qui paraissent se confondre à un certain point voulu, je pense qu'il n'y a maladie que lorsqu'il y a réaction générale, et par conséquent trouble plus ou moins prononcé des fonctions ; et que, lorsque ce dernier état n'existe pas, qu'il y ait ou non des lésions visibles ou invi-

(1) *Pathologie générale*, t. 1, p. 17.

sibles dans les solides ou dans les fluides, je n'appelle pas cet état maladie; ce n'est pour moi qu'un accident. Je répète que la maladie est évidente, d'après ma manière de voir, lorsqu'il y a trouble des fonctions; et comme le trouble des fonctions ne peut exister sans une lésion de l'innervation qui préside à ces fonctions;

Et qu'une lésion de l'innervation suppose nécessairement une altération dans le mode d'action des forces vitales qui agissent immédiatement sur le système nerveux;

Et qu'une altération dans le mode d'action des forces vitales ne peut avoir lieu sans une altération de la vitalité,

Il me semble que je peux définir :

La santé, l'état normal } de la vitalité.
La maladie, l'état anormal } de la vitalité.

DEUXIÈME PARTIE.

CHAPITRE Ier.

Composition du sang.

Il m'a semblé qu'avant de parler de l'utilité et du danger des émissions sanguines, je devais exposer ce que les chimistes nous apprennent sur la composition du sang.

Le sang est composé d'eau en très-grande proportion, de fibrine, d'albumine, de matière colorante (hématosine), qui n'est point un principe, mais une combinaison d'albumine et d'une substance particulière, que M. Le Canu nomme *globuline*, laquelle contient beaucoup de fer; le sang contient encore plusieurs sels, etc.

Les analyses du sang, trop peu nombreuses et trop variables encore, démontrent cependant que ce fluide contient les élémens de la plupart des tissus et des produits de sécrétion.

C'est ainsi qu'après avoir constaté la présence de la matière colorante de la bile dans le sang des ictériques, M. Le Canu conclut, par analogie, qu'il faut y admettre les autres principes; car, dit-il, ces principes peuvent être composés et n'exister qu'en élémens dans le sang. M. Andral et beaucoup d'autres médecins admettent que la nutrition n'a d'autre but que d'appliquer aux organes des élémens qui existent tout formés dans le sang, et que l'impuissance de la chimie à démontrer l'existence d'un principe dans le sang est loin d'être une raison suffisante pour nier l'existence de ce principe.

Dans l'état de santé, il est reconnu que la proportion du sérum varie dans le sang d'individus de sexe et d'âge différens; dans celui d'individus de même sexe, mais d'âges différens; la proportion du sérum est plus grande chez la femme que chez l'homme.

Le sérum est aussi en proportion plus considérable dans le sang des individus lymphatiques que dans celui des individus sanguins de même sexe. D'après les expériences de M. Denis et de M. Le Canu, la partie aqueuse du sang est plus considérable chez les enfans et aussi chez les vieillards que dans l'âge adulte où prédominent les parties en suspension. La proportion des globules est plus considérable chez l'homme et chez les individus sanguins;

aussi plusieurs chimistes considèrent-ils la quantité des globules comme la mesure de l'énergie vitale. Les pertes sanguines dans les deux sexes, le flux menstruel chez la femme, peuvent faire singulièrement varier la proportion des globules; la différence peut aller jusqu'à moitié. Selon M. Raspail et autres, les saisons, l'idiosyncrasie et surtout l'alimentation peuvent influer sur la quantité des globules.

Voilà ce que les chimistes nous ont fait connaître sur la composition du sang dans son état physiologique : malheureusement ils ne nous ont pas encore appris grand'chose sur son état morbide. M. Le Canu regrette de n'avoir pu exploiter cette mine féconde ; cependant quelques faits isolés l'autorisent à penser que, dans les maladies inflammatoires, les globules se trouvent en plus grande proportion, tandis que le contraire a lieu dans les maladies adynamiques ou putrides.

Les altérations du sang peuvent porter sur la proportion diverse des élémens qui entrent dans sa composition, ou sur l'introduction de substances diverses dans ces mêmes élémens. Je parlerai de différentes espèces d'altération du sang, en traitant de l'utilité et du danger des émissions sanguines et des évacuans.

CHAPITRE II.

Utilité et danger de la saignée.

SECTION Ire.

De l'utilité des émissions sanguines.

Lorsque j'arrivai à Paris, j'étais extraordinairement prévenu contre les émissions sanguines; je croyais, comme bien des personnes du monde, qu'il était toujours dangereux d'ôter du sang; qu'on n'en avait jamais trop; que ce liquide était toujours pur, etc. Mais, après avoir suivi les services de chirurgie de MM. Sanson et Lisfranc, et ceux de médecine de MM. Chomel, Gendrin et Bouillaud, je revins de ma prévention. Je reconnus que la saignée, soit générale, soit locale, est extrêmement avantageuse dans une foule de cas, mais surtout dans les inflammations et dans la pléthore, et d'autant plus que les sujets sont plus jeunes et plus vigoureux.

Si le sang était toujours dans son état normal, le nombre des maladies serait probablement bien restreint, ou, pour mieux dire, il n'y aurait peut-être pas de maladies proprement dites, c'est-à-dire cet état de réaction générale dans lequel les fonctions sont plus ou moins troublées; car il est difficile de concevoir ce dernier état, sans une altération du sang plus ou moins prononcée. Dans les inflammations et dans la pléthore, il est bien reconnu que le sang est altéré, du moins dans la proportion de ses élémens; peut-être l'est-il aussi dans la qualité de ses élémens. Quoi qu'il en soit, l'expérience des siècles a prouvé qu'un des meilleurs moyens à employer pour rétablir l'intégrité des fonctions dérangées dans ces deux états morbides est d'avoir recours *aux émissions sanguines*.

Pléthore. La saignée est incontestablement utile dans le traitement des maladies des personnes pléthoriques qui ont, comme on le dit, un sang trop riche, qui jouissent d'une forte constitution, qui mangent beaucoup de viande, boivent beaucoup de vin, en un mot, qui usent d'une alimentation trop substantielle, trop succulente, trop excitante, qui, le plus souvent, n'est pas en rapport avec les fatigues et les besoins du corps.

Huxham nous dit, en parlant de la pléthore : « La surabondance d'un sang, même bien conditionné, est un degré de maladie ; c'est pour cela qu'Hippocrate prononce (1) que la santé athlétique est dangereuse ; et Celse a dit très-élégamment après lui (2), que les personnes de ce tempérament doivent se défier de leur santé, *suspecta habere sua bona debent*. Une pléthore de cette espèce, non-seulement distend trop les vaisseaux sanguins, mais même dilate les orifices des vaisseaux séreux et lymphatiques ; ce qui, à la plus légère occasion, donne lieu aux globules rouges d'entrer dans ces vaisseaux, forme des obstructions, et est suivi fréquemment d'inflammation et de ruptures de vaisseaux, plus particulièrement dans le cerveau et dans les poumons. Par conséquent, rien ne soulage le malade comme la saignée qui, pourvu qu'on ne passe pas les bornes, bien loin de l'affaiblir, le fortifie, en rétablissant l'équilibre entre les solides et les fluides (3). »

Huxham.

Pour donner une idée de l'état de pléthore qui est la cause la plus ordinaire des fièvres inflammatoires, et de la hardiesse avec laquelle il faut pratiquer, dans cette maladie, des émissions sanguines, je citerai l'observation suivante que j'ai trouvée dans l'ouvrage de M. Gendrin (4).

M. Trézin, notaire, éprouva une fièvre inflammatoire très-violente ; ses yeux rouges, son visage

Fièvre inflammatoire jugée par une perte de sang considérable.

(1) Aphor. 3, sect. 1.

(2) Livre 2, chap. 2.

(3) Huxham, *Essai sur les fièvres*, chap. 4.

(4) *Recherches sur la cause prochaine des fièvres*, t. 2, p. 324.

très-coloré, une forte douleur de tête, toute l'habitude du corps brûlante, la langue d'un rouge vif qui ne pouvait faire supposer aucun embarras gastrique, étaient les symptômes qui parurent indiquer la saignée du pied. Elle ne procura aucune rémission ; au contraire, le soir, le malade étant dans une sorte de frénésie, et le pouls battant avec violence, plus de cent fois par minute, la saignée du pied fut réitérée. L'agitation de la nuit dérangea la bande de la saignée; le sang coula avec tant d'abondance qu'il traversa un lit à plusieurs matelas. Le malade en perdit plus de quatre livres ; il éprouva une syncope qui serait peut-être devenue mortelle, si l'on n'en avait reconnu la cause, et si l'on n'avait promptement arrêté le sang; *la maladie fut absolument jugée par cette dérivation sanguine considérable.*

Inflammations. M. Gendrin cite cette observation comme extraite du *Traité des hémorrhagies*, par Latour (1).

L'utilité des saignées dans les inflammations est trop bien reconnue pour que je passe mon temps à citer beaucoup de cas de guérison. J'ai vu, dans le service de M. le professeur Bouillaud, des résultats si heureux des saignées dans l'inflammation des organes contenus dans le thorax, et j'ai si bien constaté, par des observations bien suivies, l'exactitude des relevés faits par M. le docteur Jules Pelletan dans ce service, et consignés dans le XIIIe volume du *Dictionnaire de médecine* en 15 vol., à l'article PNEUMONIE, que cela m'aurait certainement suffi pour me réconcilier avec les émissions sanguines.

Voici le terme moyen du traitement pour chaque malade affecté de péripneumonie : quatre saignées

(1) Tome 2, p. 4.

de deux à trois palettes, deux applications de ventouses scarifiées, quarante sangsues, un vésicatoire, onze fois sur dix-sept; et, sous le point de vue de la durée du traitement, dix jours.

Tout le monde connaît ce cas remarquable de guérison de tétanos obtenue par M. le professeur Lisfranc, après plusieurs applications de sangsues, dont le nombre total s'éleva à quatre cents.

Convalescence rapide après une maladie grave qui a nécessité la soustraction de dix-huit livres de sang en vingt jours.

Il est bien vrai que certains individus peuvent perdre, sans danger, une quantité considérable de sang, et que, chez eux, ce liquide se répare facilement. « Il existerait donc, comme le dit Broussais, un état particulier du système sanguin dans lequel il serait disposé à une sanguification extraordinaire, à faire en quelque sorte du sang aux dépens de toutes les autres humeurs. Et cette prédisposition, ou diathèse *sanguifiante*, serait susceptible de persister pendant plusieurs mois, et malgré des apparences d'amaigrissement. Exemple : un jeune médecin m'a présenté, il y a trois ans, cette sanguification exubérante accompagnée de gastro-encéphalite, au point qu'il a fallu lui tirer *dix-huit* livres de sang en vingt jours. Sa convalescence a cependant été rapide, et sa guérison si parfaite, qu'il est aujourd'hui très-robuste, et père de famille (1). »

Hémorrhagies spontanées.

Jusqu'ici je n'ai cité que des cas de pertes de sang provoquées par l'art; mais pour prouver, toujours par des faits, qu'elles ne sont pas toujours contraires aux vues de la nature, ne pourrait-on pas citer une foule de cas d'hémorrhagies sans préjudice pour la santé ? Outre les pertes de sang naturelles aux femmes, les auteurs ne nous font-ils pas connaître, et

(1) Broussais, *Phleg. chron.*, vol. 2, p. 376, 5e édition, de 1838.

ne pouvons-nous pas voir tous les jours nous-mêmes bon nombre de cas de personnes de tout sexe perdant périodiquement, ou à des époques irrégulières, du sang, soit par le nez, soit par les parties supérieures ou inférieures du tube digestif, soit par d'autres voies, et cela au bénéfice de leur santé? La quantité de sang perdu en peu d'instans dans les hémorrhagies est quelquefois si considérable, qu'on est surpris que les malades puissent le supporter. Haller a recueilli un certain nombre d'observations sur des hémorrhagies par lesquelles les malades ont perdu en peu de temps des quantités excessives de sang, comme dix, douze, quinze livres (1).

Haller.

Apoplexie imminente, guérison complète par l'émission de 15 livres de sang en deux fois.

M. le professeur Cruveilhier a écrit, dans son article *Apoplexie* (2) : « J'ai proposé et pratiqué la saignée de la pituitaire, d'après l'influence des épistaxis sur les maladies cérébrales, influence constatée par un grand nombre de faits, parmi lesquels on ne doit pas oublier celui de Laucisi (3), qui a vu un homme âgé menacé d'une attaque d'apoplexie, être soulagé par une saignée du nez de *onze livres*, et complètement guéri, quinze jours après, par une seconde déplétion de quatre livres.

Hippocrate.

Les pertes de sang sont, dans certains états morbides, tellement réclamées par la nature elle-même, qu'on trouve dans les auteurs l'histoire de quelques maladies qui ne se jugeaient que par des hémorrhagies. Hippocrate nous dit, en parlant des fièvres ardentes : « Les hémorrhagies du nez, qui coulèrent au temps convenable et abondamment, furent toutes

---

(1) Haller, *Élém. phys.*, livre 5, section 1, § 3.

(2) *Dictionnaire* en 15 vol., t. 3, p. 255.

(3) *De sub. mort.*, liv. 2, chap. 5, n° 8.

salutaires; je ne crois pas qu'il en soit mort, dans cette constitution, un seul qui ait eu d'hémorrhagie en son temps et abondante. Les hémorrhagies furent fréquentes, surtout chez les petits enfans et les jeunes gens. La plupart de ceux qui n'en avaient point moururent (1).

Stahl nous fait connaître (2) un fait digne d'être rapporté. « Un jeune homme éprouvait, plusieurs fois dans l'année, sans aucun accident général, tantôt un saignement de nez, tantôt *une sueur de sang par les jambes;* si ces évacuations se suspendaient longtemps, il survenait une fièvre qui se terminait par une abondante hémorrhagie nasale. » Stahl.

Dans un petit travail comme le mien je crois en avoir assez dit pour justifier, à mes propres yeux, les émissions sanguines que je pratiquerai dans certains cas, et pour rassurer ceux de mes amis qui pourraient craindre que les pertes de sang ne fussent toujours funestes.

Après avoir étudié et reconnu l'utilité des émissions sanguines, je vais passer au danger qu'elles présentent dans bien des cas.

SECTION II.

Du danger des émissions sanguines.

S'il est des cas où les émissions sanguines sont incontestablement utiles, comme dans les congestions du cerveau, du poumon, ou de quelque autre organe, dans les inflammations, dans la pléthore, etc.,

---

(1) *Encyclopédie des sciences médicales;* Hippocrate, *Des Épidémies*, p. 334.

(2) *Pathologie spéciale*, part. 2, sect. 1, art. 6.

il en est une foule d'autres où elles peuvent être funestes, soit qu'on les pratique mal à propos, soit qu'on les fasse trop fréquentes ou trop abondantes; ces cas sont l'anémie, la chlorose, la phthisie, les maladies scrofuleuses, et, en général, toutes les maladies asthéniques.

Soustraction du sang funeste dans les maladies *asthéniques, saburrales, bilieuses.*

Le sang, chez les personnes sujettes à ces affections, bien loin d'être riche, comme chez les pléthoriques, est, au contraire, très-pauvre; la vitalité est faible chez ces individus, les fonctions manquent d'énergie, le sang se répare lentement, et il est par conséquent rationnel, dans le traitement de leurs maladies, de les saigner le moins possible. Il serait même préférable d'avoir recours à d'autres moyens; sans cette sage précaution, on voit avec douleur leurs forces diminuer d'une manière sensible et leur état morbide empirer rapidement.

Tissot.

La saignée est aussi le plus souvent nuisible dans les maladies bilieuses, dans celles à principe saburral, si commun à tout âge, et surtout pendant les saisons chaudes. Tissot (1) fait une longue énumération des médecins fameux qui, dans tous les siècles, se sont élevés contre l'emploi de cet agent thérapeutique. Ce qu'il y a de très-remarquable, dans les extraits cités de ces auteurs, c'est que tous vantent les évacuans, et ne se permettent les déplétions des vaisseaux sanguins que lorsque les sujets sont jeunes, vigoureux, pléthoriques, ou atteints de quelque congestion plus ou moins violente. Les saignées, surtout répétées, ne font, d'après eux, que diminuer l'énergie vitale, relâcher la fibre, accroître l'irritabilité, augmenter la dissolution du sang, favoriser

(1) *Histoire de l'épidémie de Lausanne.*

la putréfaction, rendre très-souvent la fièvre plus intense, donner naissance au délire et à d'autres symptômes nerveux.

Dans les inflammations mêmes, il ne faut pas toujours saigner abondamment. « Il est certain, dit Huxham, par les meilleures observations, que, dans certaines constitutions de l'air, les personnes qui sont attaquées de pleurésie ne supportent pas les saignées abondantes, particulièrement lorsqu'il y a quelque temps que l'air est humide et rempli de brouillards. En général, on trouve qu'ils supportent mieux cette perte dans un printemps froid et sec que dans un été humide ou un automne pluvieux. Il y a même quelques pleurésies, du moins qu'on appelle ainsi, qui ne permettent que peu ou point de saignées, dans lesquelles la douleur de côté ne paraît être qu'un symptôme, et non pas la maladie essentielle; comme les douleurs qui précèdent ou qui accompagnent les fièvres putrides malignes, la petite vérole, etc., ne sont pas, à proprement parler, rhumatiques, mais symptomatiques. Ces douleurs qui, dans ce cas, sont l'effet de l'acrimonie, et non pas de l'inflammation, demandent à être traitées par les délayans, les diaphorétiques, les vésicatoires, etc., et non pas *par les saignées* que les anciens interdisaient lorsque la bile (par où ils entendaient l'acrimonie) prédomine considérablement. C'était une observation d'Asclépiade, que les peuples de Rome et d'Athènes ne supportaient pas la saignée dans les pleurésies et les péripneumonies, aussi bien que ceux de l'Hellespont; les premiers étant plus au sud-est et dans un pays plus chaud et plus humide que les derniers qui étaient beaucoup plus exposés aux vents secs et froids du nord et d'est. Houillier

Huxham.

a fait la même observation relativement au peuple de Paris qui est dans un climat froid, et aux habitans des parties méridionales de la France, dont le climat est plus chaud. J'ai remarqué, dans un pays moins étendu, qu'une maladie épidémique qui, dans les lieux bas et auprès de la mer, ne produisait que des fièvres catarrhales qui ne démandaient presque pas de saignées, était accompagnée, dans les positions élevées et plus froides du voisinage, de violens symptômes pleuro-pneumoniques qui exigeaient qu'on tirât beaucoup de sang. Il n'est pas douteux que la constitution des solides et des fluides ne diffère beaucoup, suivant la différente position des habitans. Qu'on me permette d'ajouter ce corollaire: il faut, dans la pratique, avoir non-seulement égard à la nature particulière de l'épidémie, mais encore à la saison et au tempérament du malade (1). »

Sydenham. Tous les médecins savent très-bien que le grand Sydenham avait remarqué que les saignées réussissaient dans certaines maladies et dans certaines circonstances, et qu'elles ne réussissaient plus dans les mêmes maladies, mais dans d'autres circonstances; que son expérience lui avait appris que, lorsque le malade n'était pas soulagé par une seconde saignée, il fallait renoncer à ce moyen pour passer aux toniques; et que, quoi qu'il fît, dans certains cas, de larges émissions sanguines, il avait toujours égard à l'âge, à la force, à l'idiosyncrasie de son malade, à la saison, au climat, etc., etc. « Lorsque j'ai affaire à des sujets, dit-il, dont le sang est faible, comme il l'est ordinairement chez les enfans et chez les vieil-

(1) Huxham, *Dissertation sur les pleurésies et les péripneum.*, *Encyclopédie des sciences médicales*, p. 446.

lards, et même dans les jeunes gens qui ont été long-temps malades, *je m'abstiens de la saignée;* car, si je l'ordonnais en pareil cas, le sang qui est déjà trop faible sans être diminué, ne pourrait point absolument se dépurer : d'où s'ensuivrait la corruption de toute la masse, et peut-être même la mort du malade. Je sais qu'il se trouve des malades qui, après avoir été épuisés par des saignées faites mal à propos, guérissent quelquefois par un usage convenable des cordiaux, et qu'on peut remettre le sang en état de se dépurer. Mais il valait mieux ne pas faire le mal que d'être obligé à le guérir (1). »

Stoll.

Dans les pleurésies et péripneumonies bilieuses que Stoll observa en 1772 (2), la saignée ne procurait qu'un soulagement momentané, et les symptômes semblaient exaspérés sous son action. Les purgatifs furent nuisibles au plus grand nombre; l'émétique produisit toujours un soulagement marqué. Après la saignée, l'oppression devenait plus considérable, le pouls plus petit, précipité. Une jeune fille fut prise, immédiatement après la saignée, d'un délire féroce qui ne céda que par l'effet d'un vomitif. Quelquefois Stoll pratiquait une ou deux saignées, avant d'en venir au vomitif; d'autres fois, la saignée n'agissait avantageusement qu'après l'emploi du vomitif; enfin, dans certains cas, Stoll faisait alterner les saignées et les vomitifs. « La doctrine que je viens d'exposer, dit M. le professeur Cruveilhier, est d'une vérité parfaite, quant à la pneumonie. Il n'est, en effet, aucun praticien qui n'ait

Délire féroce, après une saignée, qui ne cède que par l'effet d'un vomitif.

(1) Sydenham, *des Maladies épidémiques, Encyclopédie des sciences médicales*, p. 33.

(2) *Ratio medendi*, t. 1, p. 6.

eu occasion de constater les funestes effets des saignées dans certaines pneumonies, surtout dans certaines pneumonies épidémiques (1). »

Attaque d'apoplexie à la cinquième saignée.

La jeune fille dont parle Stoll, qui fut prise, après la saignée, d'un délire furieux qui ne céda que par l'effet d'un vomitif, me rappelle un cas fort remarquable dont j'ai été témoin, et qui est bien propre à faire révoquer en doute la nécessité continuelle de la saignée, et son efficacité constante à prévenir l'apoplexie. Au mois de février 1839, j'ai vu entrer dans le service de M. le professeur Rostan une négresse de vingt-cinq à trente ans; elle avait un épanchement pleurétique, avec réaction fébrile; on lui fit plusieurs saignées; à la cinquième saignée qu'elle se laissa faire, après plusieurs instans de résistance, elle fut frappée d'apoplexie; elle conserva sa connaissance, mais elle perdit l'usage de la parole, et eut les membres supérieur et inférieur du côté droit affectés de paralysie. Je l'ai suivie pendant un mois; à la fin de ce temps, l'épanchement pleurétique avait beaucoup diminué, mais la paralysie persistait au même degré : cette négresse ne pouvait que répondre *oui* à toutes les questions qu'on lui adressait.

Paralysies produites par des saignées abondantes.

Ce cas me rappelle ce que rapporte Huxham au sujet du traitement de la colique de Devonshire (2) : « Presque tous ceux à qui l'on tira une grande quantité de sang devinrent paralytiques; ils perdirent entièrement la force et le mouvement des mains, et n'en recouvrèrent l'usage qu'au bout d'un temps

---

(1) Cruveilhier, *Dictionnaire* en 15 vol., art. *Pleurésies*, p. 326.

(2) Huxham, *Colique de Devonshire*, *Encyclopédie des sciences médicales*, p. 470.

considérable; et, ce qu'il y avait de plus fâcheux, quelques-uns demeuraient perclus jusqu'à ce temps. »

Magendie.

Ne pourrait-on pas admettre que les saignées réitérées ont déterminé l'apoplexie chez la négresse dont je viens de parler, si l'on admet, avec M. Magendie, que la saignée peut occasionner la pneumonie? Voici ce que disait ce savant physiologiste, dans une de ses leçons au Collége de France, que j'ai suivies pendant l'hiver de 1837 à 1838 : « Tout en continuant à vous présenter quelques aperçus généraux sur le sujet qui doit nous occuper cet hiver, je dois m'arrêter à un point important, et dont les conséquences sont du plus haut intérêt pour la pratique médicale. Vous connaissez déjà un grand nombre de causes qui modifient le sang, et, par-là, donnent lieu à des maladies; eh bien! que direz-vous, si, au moyen d'un agent thérapeutique des plus en vogue aujourd'hui, la saignée, je produis les mêmes altérations du sang, et, par suite, les mêmes désordres dans l'économie que ceux survenus chez les animaux que nous avons privés de boissons ou d'alimens solides? Ceci paraîtra peut-être hasardé à quelques-uns d'entre vous; mais nous ne parlons pas à la légère; nous avons par devers nous des garans de la véracité de nos paroles : l'expérience les confirmera. Ainsi donc, je le dis hautement, et je ne crains pas de l'affirmer, les saignées amènent dans le sang et dans nos tissus des modifications, des phénomènes pathologiques qui rappellent, jusqu'à un certain point, ceux que nous avons vu se développer lorsqu'on prive un animal ou de l'oxygène de l'air, ou des boissons, ou des alimens solides. En voulez-vous des preuves matérielles? Voici trois éprouvettes; elles contiennent le sang d'un chien auquel nous avons

Altération du sang produite par la saignée.

fait trois saignées, à deux jours d'intervalle chacune. L'animal était bien portant; nous avons d'ailleurs eu soin de lui fournir une nourriture abondante. Dans la première épreuve, vous voyez que le sérum et le caillot sont dans de justes proportions; ce dernier, qui est parfaitement coagulé, forme à peu près les quatre cinquièmes du volume total; par conséquent, ce sang paraît avoir toutes les qualités désirables. Voici le sang de la seconde épreuve : l'animal a continué à être bien nourri; malgré cela, vous remarquez déjà une plus grande quantité de sérum, et le caillot est tout au plus des deux tiers.

« Si, maintenant, nous examinons le sang de la troisième saignée, bien que le régime de l'animal n'ait pas été changé, nous trouvons une différence plus frappante encore : non-seulement la proportion de sérum est plus considérable, mais ce liquide a changé de couleur, il est d'un jaune rougeâtre, et cette teinte est due à la matière globuleuse qui commence à s'y dissoudre.

« Ne croyez pas, messieurs, continue M. Magendie, que je veuille faire ici le procès à la saignée, la proscrire : non, telle n'est pas ma pensée, car je reconnais que, dans certaines circonstances, elle peut être utile; mais, entre user et abuser, il y a une distance énorme, et je ne crains pas de dire qu'on la franchit trop souvent.

« Nous continuerons à faire saigner cet animal; mais je puis vous dire à l'avance que l'altération du sang entraînera l'altération des organes, et plus tard la mort. Le poumon, par exemple, deviendra le siége d'un engouement, d'un œdème, d'une pneumonie, et de tout l'attirail prétendu inflammatoire; et, chose bien digne de remarque, cette inflammation se sera développée sous l'influence d'un moyen que l'on emploie tous les jours pour les combattre. »

Des expériences faites en ma présence, au cours de M. le professeur Magendie, il résulte que des saignées successives et rapprochées augmentent la quantité de sérum du sang, amènent les lésions graves, et, par suite, la mort.

J'ai vu des chiens très-forts et très-bien portans, auxquels on faisait tous les deux jours une saignée de deux onces; on leur donnait à boire et à manger à discrétion; malgré tous ces soins, leur santé, après quelques saignées, éprouvait une altération notable : ils maigrissaient d'une manière sensible; à la sixième ou septième saignée, ils tombaient en syncope, leurs forces diminuaient tous les jours, et ces pauvres animaux succombaient avec des lésions organiques.

Saignées plus fatales que la maladie.

Si, malgré la quantité énorme d'alimens pris par ces animaux, le sang qu'on leur a ôté n'a pu se réparer; s'ils sont morts d'épuisement, ne suis-je pas conduit, malgré moi, à faire des rapprochemens avec les malades que je vois succomber après avoir éprouvé un grand nombre d'émissions sanguines; et ne puis-je pas penser que les malades, ne prenant que de la boisson, n'ont pu réparer leurs forces, et que les saignées ont, peut-être, plus contribué à leur mort que la maladie elle-même, du moins dans un grand nombre de cas? Ne suis-je pas en droit de me dire cela à moi-même, lorsque, surtout, l'autopsie ne montre pas d'altérations organiques susceptibles de causer la mort à des individus dans la force de l'âge? Je désire me tromper; mais, malheureusement, j'ai, pour appuyer mon opinion, l'autorité imposante d'illustres médecins.

Mort de six malades sur sept atteints de fièvre typhoïde et traités par les émissions sanguines.

J'ai rendu justice à l'efficacité des émissions sanguines pratiquées, dans le service de M. le professeur Bouillaud, à l'occasion des organes du thorax. Avec le même sentiment de franchise et d'amour de la vérité, je dois dire que j'ai vu des résultats déplorables de ces mêmes moyens employés, dans ce service, dans le traitement des fièvres typhoïdes. Dans les mois de juillet et août 1838, j'ai vu sept malades atteints de la fièvre typhoïde *confirmée*, telle que je l'ai observée dans les services de MM. Chomel, Louis, Gendrin et De Larroque; ces malades furent traités par les saignées du bras et par les applications de ventouses scarifiées sur l'abdomen: sur sept, *j'en vis succomber six;* le septième allait un peu mieux quand je cessai de suivre ce service. C'étaient des sujets de vingt à quarante ans; ils ne paraissaient pas dans des conditions moins favorables que ceux que j'avais vus antérieurement, que j'allais même voir, à la même époque, dans les différens services cités ci-dessus; car il m'importait de m'assurer que les revers éprouvés à la Charité ne dépendaient pas d'une constitution médicale particulière. En mon ame et conscience, je peux assurer que, dans le même espace de temps, il n'y eut pas de mort au service de M. De Larroque (je parle toujours des cas de typhus); qu'il n'y eut qu'un seul mort dans le service de M. Gendrin, et que la mortalité ne présenta rien de remarquable dans les autres services que je visitai (le nombre des malades étant à peu près le même). Je ne compte pas, dans le service de M. Bouillaud, pas plus que dans les autres, les cas si légers, à symptômes si peu prononcés, qu'on n'est pas toujours sûr que ce soient des fièvres typhoïdes; les malades de cette catégorie guérissent généralement dans tous les services, n'importe le traitement; mais je parle des cas de fièvre typhoïde *confirmée,* à symptômes tranchés, de fièvre typhoïde, pour tout le monde.

J'ai pris des observations nombreuses et bien suivies dans les différens services. Comme je les ai recueillies pour ma propre gouverne, et que je n'écris pas par amour-propre ni par esprit de coterie, mais seulement pour justifier les opinions auxquelles j'ai cru devoir m'arrêter, afin de faire de la médecine en honnête homme, je n'ai pas cru devoir les copier ici. Je demanderai seulement la permission de faire remarquer qu'un élève qui est assez avancé pour suivre les cliniques avec fruit, a un avantage immense que n'ont pas les maîtres eux-mêmes, pour comparer les différens modes de traitement, et que cet avantage est d'autant mieux senti, qu'il s'agit d'une maladie sur le traitement de laquelle des médecins, également habiles, sont diamétralement opposés d'opinion. En effet, l'élève peut suivre, de ses propres yeux, les malades des différens services; il peut comparer les divers traitemens, et, par conséquent, porter un jugement avec connaissance de cause. Tandis que le médecin chargé d'un service ne voit bien que ses propres résultats, et ne peut que lire ceux des autres ou en entendre parler; dès lors, il ne lui est pas possible de bien comparer, et, par conséquent, de bien juger; car les récits, les rapports sur lesquels il se fonde, ne sont pas malheureusement toujours exacts, n'importe le motif.

Je pense donc que les émissions sanguines sont généralement funestes dans le traitement du typhus. En parlant des effets des évacuans, je dirai que ce traitement m'a paru d'autant plus favorable, qu'il approche davantage de celui usité par M. De Larroque à l'hôpital Necker. 4.

Opinion de M. De Larroque sur la saignée dans le traitement du typhus.

Puisque je parle ici de ce respectable praticien, je vais exposer ses opinions sur la saignée dans le traitement de la fièvre typhoïde. Si l'on me trouve un peu long dans mes citations, je prierai de considérer qu'il s'agit ici de la vie ou de la mort de nos semblables, et qu'il est, par conséquent, de la plus haute importance de connaître la vérité; que, pour connaître la vérité, il faut la chercher non-seulement par une seule voie, mais par plusieurs. M. De Larroque s'exprime ainsi dans son mémoire sur la fièvre typhoïde, mémoire qui a été honoré d'une médaille d'or par la savante Société médicale de Toulouse, en 1838:

« Dans la fièvre typhoïde, les évacuations sanguines sont indifférentes, presque toujours inutiles ou nuisibles.

« Indifférentes, en tant que chez certains sujets vigoureux, jeunes, sanguins, et malades depuis peu de temps, elles ne semblent faire ni bien ni mal, si toutefois elles ne sont pas portées à un point extrême. La marche de la maladie n'en continue pas moins, sans présenter d'autres modifications que celles qui s'offrent dans ses diverses périodes, lorsqu'elle se trouve livrée aux soins de la nature.

« Elles sont presque toujours inutiles, par cela même qu'elles ne remédient jamais à l'état général; que leurs bienfaits, quand ils existent, ne portent que sur des phénomènes isolés, et ont communément une durée éphémère; que d'ailleurs, sans elles, on guerit mieux et plus rapidement les malades, qu'en les mettant en usage.

« Toutes mes observations, qui s'élèvent aujourd'hui à plus de deux cents, donnent la démonstration de ce que j'avance ici; mais nulle part on ne rencontrera des preuves plus péremptoires de mes assertions que dans le *Traité des fièvres*, publié par M. Bouillaud, dans l'année 1826. Il n'y a vraiment qu'à lire cet ouvrage pour être corrigé à tout jamais de la passion de faire des saignées dans les pyrexies désignées généralement aujourd'hui sous la dénomination de *fièvres typhoïdes*. Que trouve-t-on, en effet, dans ce livre? 1° dix observations concernant des malades atteints de fièvres bilieuses, qui tous succombèrent au milieu des symptômes adynamiques, quoique de nombreuses saignées locales et générales n'eussent pas été épargnées; 2° cinq cas de la même maladie bilieuse guérie par la méthode antiphlogistique. Mais les malades guéris restèrent à l'hôpital Cochin à peu près deux mois et demi, terme moyen. Certes, voilà des faits qui ne sont guère propres à inspirer l'amour des saignées, et néanmoins l'auteur prétend aujourd'hui que, si les saignées ne lui réussissaient pas jadis, c'est parce qu'il ne les faisait pas assez abondantes, et coup sur coup; que cela lui est prouvé journellement dans sa clinique de l'hôpital de la Charité.

Effrayans résultats des saignées.

« M. le professeur Andral a voulu faire l'essai de cette méthode, et bientôt il a eu la conviction qu'elle était tellement meurtrière, qu'il n'a pas osé faire connaître à l'Académie les résultats qu'il avait obtenus chez de malheureux élèves en droit et en médecine; il s'est contenté de dire, à l'occasion de son rapport sur mes mémoires, que ces résultats étaient *effrayans*. On ne peut se faire une idée de l'impression profonde que fit sur les assistans un langage aussi grave, que lorsqu'on a vu soi-même l'honorable rapporteur tenant ses bras croisés sur sa poitrine, et déclarant hautement qu'il avait été excessivement malheureux en saignant, coup sur coup, jusqu'à six fois, ses jeunes malades. On ignore le nombre de ceux qui guérirent ; mais il est à présumer qu'il fut bien petit, si toutefois il y eut des guérisons ; car, sans cela, M. Andral aurait été bien loin d'avouer qu'il avait été saisi d'épouvante (1). »

Opinion de M. Paul Dubois sur la saignée chez les femmes en couches.

Il est bien d'autres cas dans lesquels les émissions sanguines ne conviennent pas. M. Paul Dubois nous a souvent dit, dans ses leçons d'accouchemens, que la saignée générale est, le plus souvent, funeste aux femmes en couches, du moins dans son établissement ; que les affections puerpérales s'exaspèrent souvent sous l'influence des antiphlogistiques qui sont *mortels ;* que cependant, sous certaines constitutions atmosphériques, les antiphlogistiques ont réussi, et sous d'autres, nullement. Ce professeur nous a plusieurs fois cité l'exemple remarquable d'une jeune fille qui, ayant une affection puerpérale commençante, tomba, après une première application de sangsues, dans un collapsus très-prononcé, et qui, à la seconde application de sangsues, *fut frappée de mort.*

Jeune fille frappée de mort à la deuxième application de sangsues.

Dans les mêmes leçons d'accouchemens, ce professeur nous a appris que les femmes qui ont été saignées ou qui ont eu des hémorrhagies pendant leur grossesse, sont, malgré l'opinion de beaucoup de médecins, plus sujètes aux métro-péritonites, après leurs couches, que celles qui n'ont pas éprouvé de pertes de sang.

Lisfranc.

M. Lisfranc, quoique grand partisan des émissions sanguines dans bien des cas, nous a fréquemment prévenus, dans sa clinique, qu'il n'était pas

(1) De Larroque, *Mémoire sur la fièvre typhoïde*, p. 146.

rare de trouver des femmes qui supportent difficilement la saignée, et qu'il en est qui éprouvent des convulsions après une légère émission sanguine.

Je fus témoin, en 1834, au service de chirurgie de M. le professeur Sanson, à l'Hôtel-Dieu, d'un fait que je ne peux oublier. Une jeune fille de quinze à seize ans était traitée pour un cas simple, pour une contusion, je crois; on lui fit appliquer une vingtaine de sangsues sur la partie malade. Cette jeune fille éprouva une si grande faiblesse, qu'on la crut morte; elle se ranima cependant, mais elle fut bien des jours à reprendre des forces. Le professeur profita de cet exemple pour nous faire sentir combien il faut être circonspect dans le traitement, malgré la force apparente du malade, lorsqu'on ne connaît pas son idiosyncrasie.

L'empressement à saigner est quelquefois funeste.

Il ne faut pas s'empresser de saigner un individu qui, venant d'éprouver une contusion, ou de faire une chute, se trouve froid et dans un état de stupeur; il ne faut en venir à la saignée que lorsqu'on a rempli la première indication qui se présente, qui est de réchauffer, de ranimer le malade. Le plus souvent le sang ne coule pas dans le moment de stupeur, et c'est un bien. Hippocrate a énoncé cette sentence : « La saignée, dans l'état de stupeur avec froid, est mauvaise, mortelle (1). »

Hippocrate.

Qu'on me permette de rappeler que : « La quantité des globules rouges varie, dans le sang, de quatre-vingt-trois à cent cinquante-cinq pour mille, sans rapports constans avec l'âge, le sexe, le tempérament ou les maladies; mais qu'elle diminue *par les saignées* (2); »

---

(1) Hippocrate, *Coaques*, liv. 2, chap. 13.

(2) Note de M. Letellier, *Sur la nature du sang*, séance de l'Académie des sciences, du 8 avril 1835.

Que, plus l'on saigne, plus, par conséquent, la partie aqueuse du sang augmente (ce qui est d'ailleurs pleinement démontré par les expériences de M. Magendie); que, ainsi que le disent MM. Richerand et Bérard aîné, dans leur *Physiologie*, et M. Gendrin, dans son *Histoire anatomique des inflammations* (1), ces globules rouges, constituant la partie la plus stimulante du sang, se réparent lentement, après les pertes de ce liquide, du moins chez la plupart des individus, ainsi que le prouve la lenteur de leur convalescence; que la partie aqueuse se répare facilement, comme j'en ai eu maintes fois la preuve, par la promptitude de la convalescence des individus à qui j'ai vu administrer, ou à qui j'ai administré moi-même des drastiques, en nombre quatre fois plus considérable que celui des émissions sanguines ordonnées par les plus chauds partisans de cet agent thérapeutique, et lesquels individus avaient rendu, par les selles, une énorme quantité de sérosité (ce qui, soit dit en passant, donne aux purgatifs, dans bien des cas, un avantage immense sur les saignées); qu'on me permette, dis-je, de rappeler toutes ces choses, ainsi que les différentes opinions des médecins que j'ai cités, et l'on ne sera pas étonné que je conclue que les émissions sanguines sont dangereuses dans une foule de cas, surtout si on les pratique fréquentes et abondantes; qu'elles font tomber les forces du malade, et qu'elles peuvent le précipiter au tombeau!

Je crois donc de mon devoir de me conduire, dans ma pratique médicale, d'après les sages conseils des grands médecins que j'ai eu le bonheur de lire,

---

(1) Tome 2, p. 638.

tels que Hippocrate, Sydenham, Huxham, etc., et quelques médecins contemporains. Il serait possible d'en citer une foule d'autres dont les avis seraient également précieux; mais sept ans d'étude à Paris, quoique j'aie tâché d'employer mon temps le mieux qu'il m'a été possible, ne m'ont pas encore permis de lire des ouvrages qui feront, je l'espère, mes délices un peu plus tard. Je profiterai des bonnes leçons du grand Broussais qui n'était pas si grand partisan des saignées que bien des médecins le croient. En effet, que nous dit-il, en parlant de la phthisie tuberculeuse : « Les saignées ont tant d'influence sur l'économie, que ce n'est pas sans raison qu'on voit hésiter le praticien, lorsqu'il s'agit d'en déterminer l'emploi. Les phlogoses pulmonaires sont, de toutes les maladies, celles qui ont le plus besoin de ce moyen héroïque; mais il ne saurait être véritablement curatif que dans *le commencement*, et avant qu'il existe des tubercules (1). »

Sages préceptes de Broussais.

Donc Broussais réprouvait les saignées, quand on avait constaté la présence des tubercules dans le poumon.

Mais voici qui est bien plus explicite : « La force est nécessaire à la résolution d'une inflammation, c'est ce qu'on ne saurait mettre en doute. J'en conclus qu'il ne faut pas faire perdre de sang aux personnes faibles qui ont le pouls peu vigoureux; je n'approuverais même les petites saignées locales que lorsque la phlegmasie serait encore récente (2). »

Élèves de l'École du grand Broussais, je vous ai vu saigner dans ces cas! Ai-je eu tort d'avancer,

(1) Broussais, *Phleg. chron.*, t. 2, p. 248.

(2) Broussais, *Phleg. chron.*, t. 2, p. 266.

dans mon avant-propos, que vous aviez dépassé les ordres de votre maître?

Je termine ici mon chapitre sur les effets des émissions sanguines; je vais passer à l'altération des humeurs, et j'arriverai ensuité aux effets des évacuans.

CHAPITRE III.

Altération des humeurs.

Avant de parler des émissions sanguines, j'ai jugé convenable d'exposer la composition du sang; de même, avant de traiter des évacuans, je crois devoir dire quelque chose de l'altération des humeurs.

Hippocrate. Hippocrate professait que les maladies provenaient de l'altération des humeurs, et que la guérison dépendait ou de leur coction, ou de leur évacuation. Cette doctrine du père de la médecine a eu, dans tous les siècles, pour sectateurs, des médecins du plus grand mérite, et dès lors les évacuans, et surtout les vomitifs et les purgatifs, ont été considérés comme des moyens très-rationnels de combattre les maladies. Mais les sciences ayant fait de grands progrès, dans les temps modernes, il a été reconnu que cette doctrine était erronée, dans un grand nombre de points. Malheureusement, par un effet de la nature de l'esprit humain, des médecins dont les opinions devaient faire autorité ont été jusqu'à prétendre que la doctrine d'Hippocrate était absolument fausse, et que le sang, la lymphe, la bile, etc., ne sont pas susceptibles d'être altérés; et ils ont repoussé les vomitifs et les purgatifs comme des moyens rarement utiles et généralement dangereux. Ils ont professé que ce sont les solides seuls qui s'altèrent; que le progrès du mal a lieu sous l'influence de l'inflammation, et que le meilleur moyen d'arrêter le mal était d'arrêter l'inflammation, et que pour cela il fallait presque toujours ôter du sang. Cette doctrine du solidisme, défectueuse par cela même qu'elle est exclusive, a voulu remplacer celle également défectueuse de l'humorisme exclusif qui a cependant fait beaucoup moins de mal à l'humanité que la première. Cette vérité est pour moi aussi claire que le jour. On rejetait l'altération des humeurs; cependant on était bien obligé d'admettre des maladies contagieuses dont on peut porter la cause sur la pointe d'une lancette (1); on reconnaissait aussi des maladies épidémiques produites par des foyers d'infection, dans les camps, les hôpitaux, etc. Il me semble qu'il n'était pas si déraisonnable de penser que la cause de ces maladies, qui pénètre dans l'économie par absorption, pouvait bien affecter les liquides avant les solides, puisque ce sont les liquides qui reçoivent, les premiers, son action. Il me semble qu'on pouvait bien se demander si, quand un organe quelconque s'altère, l'altération de cet organe ne dépend pas de l'altération préalable et primitive des fluides qui sont les excitans naturels des organes? Dans la fièvre jaune de Barcelone, le sang artériel était noir chez tous les malades, et incapable de coagulation; c'est la seule altération constante qu'on ait observée (2).

Des ecchymoses, des hémorrhagies spontanées de sang noir par le nez, les gencives, l'estomac, ou

(1) Gendrin, *Causes prochaines des fièvres,* ouvrage couronné en 1822 par la Société médicale de Paris.

(2) F. M. Audouard, *Relation historique et médicale de la fièvre jaune de Barcelone*, p. 83, obs. 3.

les séreuses splanchniques, s'expliquent facilement, quand une fois on a reconnu une pareille maladie des fluides. M. Magendie montre, dans ses expériences, que le sang a besoin de posséder une certaine plasticité pour traverser les capillaires extrêmement ténus, et que, lorsque, par un état de maladie spontanée ou artificielle, il a perdu cette plasticité, qu'il est par conséquent altéré, il ne peut plus parcourir les plus petits vaisseaux, et qu'il s'épanche dans les tissus, d'où les hémorrhagies. Le même professeur, en injectant dans les veines d'un animal de l'eau dans laquelle il avait fait putréfier des matières animales, a vu le sang noircir dans tout le système vasculaire, et l'animal succomber rapidement avec tous les symptômes de la fièvre jaune, vomissemens noirs, etc., etc.... Il est des personnes qui disent qu'on ne peut rien conclure, pour les hommes, de ce qui arrive chez les animaux : cette assertion n'est pas toujours juste, comme nous le verrons un peu plus loin, quand il s'agira de la corruption du sang.

J'ai déjà parlé, au chapitre des émissions sanguines, de l'état du sang dans la pléthore. Peut-on nier que, chez les pléthoriques, il n'y ait une quantité surabondante de sang, ou que ce fluide n'ait des qualités excitantes plus actives qui produisent des hémorrhagies et des inflammations graves ? J'ai parlé aussi de l'état tout opposé du sang chez les individus qui présentent à observer pâleur, décoloration de la peau, flaccidité des chairs, lenteur et apathie dans les mouvemens ; ces individus sont ce qu'on appelle à présent lymphatiques, et que les anciens appelaient pituiteux. Il est d'observation que ces personnes sont plus sujettes aux engorgemens lymphatiques qu'aux inflammations qui marchent, chez elles, avec autant de lenteur qu'elles marchent promptement chez les pléthoriques.

Il est un autre ordre d'idiosyncrasies, c'est celui des individus jaunes, secs, à cheveux bruns, qui sont atteints, pour la moindre indisposition, de vomissemens bilieux. On les appelle bilieux, comme les appelaient les anciens qui nous ont transmis cette distinction de tempéramens sanguin, lymphatique, bilieux. Hippocrate, quoique privé des connaissances nombreuses que la médecine emprunte à l'anatomie, à la physiologie, à la chimie et à toutes les sciences accessoires, avait fort bien reconnu que le sang du sanguin est différent, jusqu'à un certain point, de celui du lymphatique, et celui du lymphatique de celui du bilieux; que le sanguin est sujet aux inflammations, le lymphatique aux affections atoniques, et que le bilieux est fréquemment affecté des maladies bilieuses; qu'en conséquence, les émissions sanguines conviennent dans le traitement des uns, les toniques et les évacuans dans celui des autres; toutes ces vérités, chez ce grand homme, étaient le fruit de l'observation, et non le résultat de l'attrait flatteur et mensonger des systêmes; aussi, faut-il rentrer dans l'école d'Hippocrate pour y puiser les principes de la saine philosophie médicale. Qui peut douter aujourd'hui qu'en faisant subir à la doctrine de nos anciens maîtres les modifications que réclament impérieusement les travaux et les progrès des modernes, on ne puisse parvenir à constituer une science qui fasse le bonheur et la gloire des contemporains? Déjà on admet que les fluides peuvent s'altérer, et s'altèrent primitivement dans un très-grand nombre de circonstances. Dans la chlorose, par exemple, on sait que la fibrine du sang est presque incolore, que le sérum est abondant, et le cruor à peine coagulable, etc., etc.... Quand il existe une affection grave des solides, nul doute que les fluides qu'ils sont chargés de préparer ne soient aussi bientôt affectés, et que cette altération des humeurs ne devienne une cause secondaire d'accidens très-graves par eux-mêmes; ces vérités sont reconnues par un grand nombre de médecins recommandables. Huxham (1) nous parle des sueurs qui étaient tellement âcres qu'elles rongeaient la peau; et d'une bile qui excoriait la gorge et la bouche des malades qui la vomissaient.

Broussais admettait l'altération des humeurs.

Broussais nous dit (2) : « Lorsqu'une sécrétion immodérée de bile et de suc pancréatique vient tout à coup à surcharger les intestins, la diarrhée qui en résulte n'est point l'effet primitif d'une modification inflammatoire de la muqueuse. Cependant, admirez la liaison : la bile séjourne un peu, elle s'échauffe, *elle se déprave*, elle devient un drastique féroce et très-suffisant pour déterminer la phlogose. » Broussais admettait donc que la bile était susceptible de s'altérer, et qu'elle pouvait alors occasionner une inflammation. Les humoristes ne disent pas le contraire; mais ils ajoutent : « Purgez, évacuez cette bile, avant qu'elle ait eu le temps d'enflammer le tube digestif; » ce qui me paraît fort rationnel.

Broussais, parlant de la sérosité épanchée dans le péritoine, s'exprime ainsi (3) : « N'est-il pas possible que la sérosité, brusquement épanchée, con-

---

(1) *Colique de Devonshire*, p. 473.

(2) *Hist. des phleg. chron.*, t. 2, p. 571.

(3) *Hist. des phleg.*, t. 3, p. 334.

tienne des principes irritans, où qu'*elle s'altère* au point de devenir, pour la surface péritonéale, un stimulant très-dangereux, cause de l'inflammation ? »

Voilà encore une preuve que Broussais admettait l'altération des fluides, et qu'il ne professait pas d'une manière tranchante que l'inflammation fût toujours primitive.

Morgagni rapporte (1) une observation sur l'altération de la bile, observation citée par M. Gendrin dans son ouvrage sur les causes prochaines des fièvres (2), et que je vais copier ici :

Observation rapportée par Morgagni.

« Le fils de François Ridolfi, peintre de Forli, épuisé et maigri par une fièvre tierce, mourut dans les plus terribles convulsions. Son estomac et ses intestins contenaient beaucoup de *bile verte* qui teignait le scalpel en violet ; on blessa de cet instrument deux pigeons qui *succombèrent rapidement, avec de violentes convulsions, et un tremblement universel.* Un coq auquel on fit manger de la mie de pain trempée dans cette bile, *mourut aussi promptement et de la même manière.* »

M. le docteur L.-Ch. Roche, en rappelant cette observation de Morgagni, ajoute : « Si un pareil fait se passait de nos jours, quel est le médecin qui, jusqu'à preuve du contraire, ne soupçonnerait pas que le malade est mort empoisonné ? Cette preuve, Morgagni ne l'a pas cherchée ; nous ne pouvons donc tenir aucun compte de son observation, et nous attendons de nouveaux faits, pour croire que la bile puisse acquérir des qualités vénéneuses (3).

(1) *Epist. anat. med.*, p. 59.
(2) Tome 2, p. 9.
(3) *Dictionnaire* en 12 vol., t. 4, p. 112.

Il me semble qu'on pourrait répondre à M. le docteur Roche que le malade dont parle Morgagni était affecté depuis long-temps d'une fièvre tierce, et que sa mort qui eut lieu dans les plus terribles convulsions, peut très-bien être imputée à sa maladie et non au poison, comme on serait en droit de le soupçonner chez un individu jouissant d'une parfaite santé jusqu'au moment où il serait pris de convulsions et frappé de mort; première présomption en faveur de la réalité du fait. Secondement, Morgagni était un homme trop sensé pour avoir rapporté sans en avoir constaté l'authenticité, une observation qui pouvait avoir, pour les médecins, de si graves conséquences; deuxième présomption en faveur de la réalité du fait. Une troisième présomption, à mes yeux, ce sont les expériences et l'opinion de M. le docteur Orfila, doyen et professeur de chimie de l'École de médecine

Orfila. de Paris. « Nous pouvons attester, dit-il (1), avoir fait plusieurs fois l'analyse chimique de la bile contenue dans la vésicule d'individus morts de fièvre bilieuse grave. *Nous avons constamment reconnu que ce fluide contenait une plus grande quantité de résine que dans l'état naturel, et que celle-ci avait une saveur âcre, piquante et très-chaude.* Il semble difficile d'admettre qu'un pareil fluide ait pu se trouver en contact avec nos organes, *sans les enflammer ou les corroder;* aussi ne sommes-nous pas éloigné de le faire entrer pour beaucoup comme cause des ulcérations et des autres lésions qui accompagnent souvent ces maladies. »

Dans ses *Elémens de chimie* (2), le même hono-

(1) *Toxicologie générale*, t. 2, p. 573.
(2) Tome 2, p. 429.

rable médecin déclare qu'il a trouvé dans la bile d'un sujet atteint de fièvre bilieuse grave *avec altération de la muqueuse intestinale* quatre-vingt-seize centièmes de résine (dans l'état physiologique, elle en contient quarante-trois à quarante-six) évidemment *altérée*, et qui avait une saveur *excessivement amère* et était tellement âcre, qu'il suffisait d'en mettre *un atome* sur la lèvre pour faire naître des ampoules *excessivement douloureuses*.

Altération morbide du sang.

En voilà assez sur l'altération de la bile, passons à la corruption du sang. Je vais citer une observation de Duhamel (1). On verra un des nombreux exemples qui démontrent, jusqu'à l'évidence, l'altération morbide du sang, chez les animaux, par suite d'excès de fatigue ; et l'état général putride produit chez l'homme par absorption de ce sang, état général qui a été funeste, et s'est caractérisé par une éruption de pustules gangréneuses.

« Un bœuf surmené fut tué dans une auberge de Pithiviers. Le boucher mit dans sa bouche, pendant quelques instans, le couteau dont il s'était servi pour égorger l'animal. Quelques heures après, il fut atteint d'un gonflement de la langue, d'un serrement de poitrine, avec oppression et difficulté de respirer. Bientôt il parut des pustules noirâtres sur tout le corps ...... Quatre jours après, le malade *mourut d'une gangrène générale*.

« L'aubergiste se blessa, avec un os du même bœuf, à la paume de la main; il s'éleva dans cet endroit, une tumeur livide, le bras se sphacéla, et la mort survint au bout de sept jours.

« La femme de l'aubergiste ayant reçu sur le dos

(1) *Mémoires de l'Académie des sciences pour l'année* 1766.

de la main quelques gouttes de sang de l'animal, cette main enfla, et il y vint une tumeur qui ne fut guérie qu'avec beaucoup de peine.

« La servante de l'auberge passa sous la fressure du même bœuf, qu'on venait de suspendre toute chaude; elle reçut quelques gouttes de sang sur la joue, il lui vint une inflammation qui se termina par une *tumeur gangréneuse*. Elle a guéri, mais elle est restée défigurée.

« Le chirurgien de Pithiviers mit, entre sa perruque et son front, la lancette avec laquelle il avait ouvert une de ces tumeurs; *sa tête enfla*, et il s'y forma un érysipèle dont il fut long-temps malade. »

Autre fait bien propre à convaincre de la rapidité avec laquelle le sang peut être corrompu par l'absorption des substances délétères, et à rendre moins surprenans ces cas de morts si nombreux dans l'invasion d'une épidémie où les malades tombent comme frappés de la foudre.

« Un matelot, occupé dans le port de Rochefort au désarmement de la flûte royale *le Chameau*, *tomba mort en ouvrant une futaille d'eau*; six autres matelots qui se trouvaient à quelque distance *furent renversés, agités de violentes convulsions*, *et sans connaissance*. Le chirurgien major du vaisseau, accouru pour les secourir, éprouva les mêmes accidens. *Le mort* rendait le sang par la bouche, le nez et les oreilles; *son cadavre noir et enflé* fut si promptement corrompu, qu'on n'en put faire l'ouverture (1). »

Je vais finir par un fait bien plus récent, puisqu'il a eu lieu à Bordeaux au mois d'avril dernier.

---

(1) *Mémoires et Observations de l'Académie royale des sciences*, an 1746, p. 28.

Un événement aussi extraordinaire que funeste vient de frapper la marchande de tabac dont le débit fait l'encoignure de la rue du Plessis et de la rue Fondaudège. Cette femme avait acheté, lundi matin, un morceau de *raie bouclée*, au petit marché. Rentrant chez elle, elle se fit une piqûre au doigt, avec l'un des crochets, et aussitôt la main devint non-seulement enflée, mais noire. Tous les secours ont été inutiles : cette femme est décédée dans la journée (1).

D'après tous les faits cités plus haut, et d'après une foule d'autres qu'il m'est impossible d'énumérer dans mon travail, je crois qu'on ne peut se dispenser d'admettre, dans certains cas, l'altération du sang, de la bile, de la lymphe, des sueurs, en un mot, par analogie, de tous les produits de sécrétion; que cette altération des humeurs peut être primitive ou consécutive à l'altération des solides, ou à une lésion de l'innervation; que nous devons reconnaître, avec les anciens et beaucoup de modernes et de contemporains, l'existence des maladies bilieuses, muqueuses, putrides, etc., etc.

Bichat s'exprime ainsi (2) : « On a exagéré, sans doute, la médecine humorale; mais elle a des fondemens réels, et dans une foule de cas, on ne peut disconvenir que tout doit se rapporter au vice des humeurs. » Bichat.

Or, comme l'expérience des siècles, parfaitement d'accord avec la saine physiologie, a fait connaître les bons effets des évacuans dans le traitement de ces maladies, et que j'ai eu moi-même l'avantage

(1) *Mémorial bordelais*, avril 1839.

(2) *Anat. gén.*, *Syst. vascul.*, p. 123.

d'en faire l'épreuve, pendant neuf ans dans les colonies, je me déclare, sans honte, un chaud partisan des vomitifs et des purgatifs. Je ne crains pas de dire que ces agens thérapeutiques, quoique non repoussés aujourd'hui comme ils l'ont été pendant long-temps par la majorité des médecins de l'École de Paris, ne sont pas encore assez appréciés, et qu'on n'enseigne en pas, jusqu'à présent, tout l'avantage qu'on peut en retirer dans les véritables indications. Heureux si je pouvais faire sentir cette vérité dans les pages suivantes où je vais parler de l'utilité des évacuans !

L'École de Paris connaît encore peu les évacuans.

CHAPITRE IV.

De l'utilité et du danger des évacuans.

SECTION Ire.

De l'utilité des évacuans.

§ Ier.

L'utilité des évacuans a été prouvée aux hommes, non par le raisonnement, mais par la seule expérience.

En ouvrant l'ouvrage d'Hippocrate, au *Traité des affections*, nous lisons : « La connaissance des effets des remèdes ne s'acquiert pas par la force du génie, c'est le fruit de l'expérience; les gens de l'art ne sont pas les seuls qui soient propres à y faire des découvertes. Tout ce qui dans la médecine fait l'objet des recherches et de l'observation, soit qu'il s'agisse des remèdes, des alimens ou des boissons, doit, si on veut le bien savoir, s'apprendre de tout le monde, parce que tout le monde peut en juger (1). »

L'expérience seule fait connaître les effets des remèdes.

(1) Hipp., *Des affect.*, *Encyclop. des sciences méd.*, p. 235.

En effet, les médicamens dont s'honore notre thérapeutique nous viennent des peuples ignorans, et de cet empirisme qu'on se plaît si souvent à humilier, et qui a cependant trouvé plus de remèdes que le dogmatisme. Les médicamens les plus efficaces ont-ils été découverts par les grands médecins? Tant s'en faut. Le quinquina, l'inoculation de la vaccine, n'ont-ils pas été introduits par des personnes étrangères à la médecine? Cela se conçoit: le mode d'action des médicamens est inconnu, et vouloir l'expliquer, c'est, le plus souvent, remonter à une source de mille méprises funestes; tout ce que la médecine peut et doit faire, lorsque l'expérience a constaté les bons effets d'un médicament, c'est d'étudier les circonstances sensibles qui indiquent ou contre-indiquent son emploi; voilà l'origine de la vraie thérapeutique. Il ne faut pas se moquer des personnes du monde qui peuvent faire connaître à l'homme de l'art des médicamens qu'il ignore. Que le médecin le plus instruit dans la matière médicale voyage parmi les hommes les moins civilisés, il apprendra d'eux les propriétés de certaines plantes dont il ignorait peut-être l'existence. Qu'il parcoure les campagnes des colonies, emportant avec lui sa boîte de médicamens, dans l'espoir de soulager les souffrances de quelque sauvage, il arrivera auprès d'une forêt où il apercevra une petite case en paille, occupée par une famille de pauvres nègres; il trouvera un enfant malade, il reconnaîtra à son ventre ballonné, à ses yeux hagards, à sa langue blanche et piquetée de noir, au prurit du nez, etc., que le petit malade est affecté d'une maladie vermineuse. « Pauvre enfant, dira-t-il d'abord, pauvres sauvages, que vous êtes à plaindre loin des peuples civilisés, privés des secours de la médecine! » Il se trouvera heureux de lui administrer une infusion de *semen-contra*. En attendant l'effet du médicament, il cherchera peut-être dans les environs de la cabane l'incomparable *artemisia judaica*, dont les graines, les capitules et les ramifications supérieures vont désormais fournir à ces bonnes gens ce puissant anthelmintique. Sur ces entrefaites, le remède a fait rendre au négrillon deux à trois vers : « Très-bien, très-bien, mes amis, dit notre savant, continuez à lui en faire prendre autant pendant deux à trois jours, et votre enfant sera guéri. » Avant de les quitter, il veut leur faire présent d'une once de *semen-contra*. Un vieux nègre lui dira alors d'un air moqueur : « *Médecine blancs n'a pas bon; ça qui pour nous, pi vaut mié* » (le remède des blancs n'est pas bon; le nôtre est préférable (plus vaut mieux). Pour lui en donner la preuve, il prendra un fruit du papayer (de la famille des cucurbitacées, du genre carica); il en exprimera le suc, en fera prendre à l'enfant la quantité d'une à deux cuillerées à café; au bout de deux heures, il lui fera avaler une grande cuillerée à bouche d'huile de ricin qu'il à su exprimer lui-même de la graine du palma-christi qui encombre les alentours de sa cabane, et, peu d'instans après, le savant médecin verra le petit malade rendre, par les voies inférieures, des pelotons de cinquante et cent vers ascarides-lombricoïdes; et il se convaincra que le vieux noir disait vrai lorsqu'il prétendait que son remède était supérieur à celui des blancs. Enchanté de cette observation, il présumera d'abord que le vieux noir est un homme doué d'une certaine intelligence, et qu'il pourra apprendre encore de lui quelque chose de mieux; mais il

Leçon de thérapeutique donnée par un sauvage.

sera bientôt désabusé lorsqu'il s'apercevra que notre médicastre, interrogé sur son âge, lui répondra qu'il ne l'a pas compté; qu'il ne sait pas s'il a quinze ans, s'il a cinquante ans, ou s'il a trente ans. Le docteur, pour ne pas perdre son temps, s'empressera de faire ses adieux à ces pauvres gens, quoique très-satisfait d'avoir puisé de l'instruction dans la case du vieux noir; mais il se dira, chemin faisant: « Hippocrate avait bien raison de dire que la connaissance des effets des remèdes ne s'apprend pas par la force du génie. »

Qu'on me pardonne cette innocente digression, elle est d'ailleurs basée sur la plus exacte verité, et, sous ce rapport, je ne la crois pas tout-à-fait déplacée dans mon sujet.

Puisque l'expérience seule a fait connaître les bons effets des remèdes, et que les évacuans ont, de tout temps, occupé un des premiers rangs parmi les agens thérapeutiques, voyons quels sont les cas où il est utile de les employer.

§ II. — *Des vomitifs.*

Des médecins le plus décidément contraires à l'emploi des évacuans admettent cependant qu'on peut administrer des vomitifs avec d'autant plus de sécurité qu'un plus grand nombre des circonstances suivantes se trouvent réunies : « une constitution molle, un tempérament lymphatique, une sensibilité peu prononcée, un estomac peu irritable ou habitué au contact de stimulans énergiques, une réaction fébrile peu considérable, une température humide, une chaleur modérée (1). »

---

(1) L.-Ch. Roches, *Dictionnaire* en 15 vol., t. 7, p. 98.

En lisant ce passage, on comprend que l'auteur est sous l'influence de la crainte de l'inflammation. Il est certain qu'il serait très-imprudent de faire prendre des vomitifs, dans certains cas que j'aurai soin d'indiquer en parlant du danger des évacuans; mais, d'un autre côté, on peut avoir recours à ce moyen, dans bien des maladies, quoique les circonstances énumérées ci-dessus soient en grande minorité. Je vais d'abord parler d'un état morbide dans le traitement duquel le vomitif est souvent réclamé. Il est très-important, non-seulement par sa fréquence, mais encore par le point de vue sous lequel il a été long-temps considéré par beaucoup de médecins : c'est l'embarras gastrique, plénitude de l'estomac, état saburral des premières voies (de *saburra*, gros sable, gravier).

Les anciens regardaient l'embarras gastrique comme la plus fréquente des maladies, comme la complication presque inévitable des blessures un peu graves, comme le prodrome ordinaire de la plupart des fièvres bilieuse, muqueuse, adynamique, etc., se développant sous l'influence des grandes chaleurs, sous celle des émanations qui s'échappent des lieux insalubres; dû quelquefois à une lésion de l'innervation causée par la colère, les chagrins, les veilles prolongées, les fatigues du corps et de l'esprit. Cet état morbide peut se montrer aussi après les excès de table, l'abus des liqueurs spiritueuses, après l'usage, enfin, d'une mauvaise alimentation et de boissons malsaines, etc. L'état saburral consiste dans l'amas et le séjour, dans l'estomac, d'une quantité plus ou moins considérable de matières morbifiques, formées par de la bile, du mucus, du suc gastrique, altérés; et, suivant que la bile ou le mucus prédomine, on appelle l'embarras gastrique *bilieux*, *muqueux* et *bilioso-muqueux*.

Les symptômes de l'état saburral bilieux sont: perte d'appétit, amertume de la bouche, enduit jaunâtre de la langue, rapports nidoreux, nausées, vomissemens de matières jaunes, verdâtres et amères, soif et appétence des boissons acides; dégoût des substances animales; teinte jaunâtre de la conjonctive, des ailes du nez et du pourtour des lèvres; sensibilité plus ou moins vive de la région épigastrique; céphalalgie sus-orbitaire; brisement des membres; urines épaisses, foncées et jaunâtres. État saburral bilieux.

L'état saburral muqueux, que quelques médecins désignent sous la dénomination de *gastrorrhée*, présente les symptômes suivans: État saburral muqueux.

Diminution totale ou perte d'appétit, mais *sans dégoût*; une bouche pâteuse; l'enduit muqueux, blanc ou blanchâtre de la langue; l'odeur acide de l'haleine; des rots insipides; des nausées et des vomissemens, à jeun, et surtout après les repas, ou plutôt régurgitation de matières muqueuses, filantes, incolores, plus ou moins épaisses; peu ou point de soif; une pesanteur à l'épigastre, après l'ingestion des alimens, qui se dissipe, pour quelque temps, quand on a rendu par la bouche une certaine quantité de matières muqueuses qui, autant qu'on peut se représenter ces choses, quand on les éprouve soi-même, semblent être secretées pas le pancréas dans un état d'orgasme, remonter, sans efforts, le long de l'œsophage, dans le pharynx et dans la bouche; les digestions lentes et paresseuses; la viande et le vin sont mieux supportés que les alimens végétaux et les boissons aqueuses et acides, ce qui est le contraire dans l'état saburral bilieux; la face est pâle, la tête un peu lourde, le sommeil plus prolongé que dans l'état normal, les urines blanches, etc.

Les symptômes de l'état saburral bilioso-muqueux sont un mélange de ceux des deux autres.

Traitement de l'état saburral muqueux.

Le traitement de la seconde variété, c'est-à-dire de l'état saburral purement muqueux, n'exige pas absolument un vomitif; le plus souvent, en ne faisant rien autre chose que de se ménager, cet état morbide se dissipe dans deux ou trois jours; quelquefois cependant, il persiste pendant huit jours, et peut même se compliquer de l'état bilieux, ou prendre même tout-à-fait la forme de cet état morbide, que certains médecins, et notamment M. Gendrin, appellent très-justement *dyspepsie ascescente*, qu'ils pensent n'être qu'un degré supérieur de l'état muqueux simple, et être identique avec la gastralgie, qu'on a souvent confondue avec la gastrite chronique, et dont elle est si bien distinguée, dans le parallèle établi entre ces deux maladies, par M. le docteur P. Jolly (1).

Un bon traitement de l'état saburral muqueux, à ses différens degrés, consiste à prendre, le matin à jeun, un gros de magnésie calcinée dissoute dans un verre d'eau sucrée, de boire un mélange de vin et d'eau de Seltz à ses repas, de faire usage de viande rôtie et grillée, et d'éviter tous les alimens et toutes les boissons acides, ainsi que les substances grasses et huileuses. Si les malades vomissent les alimens, ils se trouveront bien de manger et de boire à la glace. Quand la maladie est récente, il est bien rare qu'elle résiste plus de trois jours. Dans l'article *Gas-*

(1) *Dictionnaire* en 15 vol., t. 9, art. *Gastralgie*.

trorrhée du Dictionnaire en 15 volumes (1), il est dit que cette maladie ne s'observe jamais chez les enfans, ni même dans l'adolescence. Je pense qu'il y a là erreur, car je l'ai fréquemment observée chez les enfans et chez les adolescens; et moi-même, depuis mon enfance, je suis très-sujet à cette indisposition, après les fatigues, ou au changement de saison, et je me trouve très-bien du traitement que j'indique.

Plusieurs personnes qui m'ont fait l'honneur de me consulter pour des cas semblables n'ont eu également qu'à se louer de s'y être soumises. Entre autres, une personne, rue du Faubourg-Poissonnière, 64, qui, depuis deux ans, était traitée inutilement par les émolliens, pour *une prétendue gastrite chronique*, et qui n'était qu'une gastralgie, ou un état saburral muqueux, à un degré prononcé. Je ne dirai pas que la guérison fut obtenue dans trois jours; ici, la maladie datait de loin, et il fallut plusieurs semaines pour en triompher. Je prescrivis un gros de magnésie calcinée, deux fois par semaine; je conseillai de remplacer le régime émollient et la tisane par le régime tonique et le bon vin mêlé à l'eau de Seltz; de s'abstenir absolument de substances acides; de faire plusieurs petits repas par jour, et de prendre de l'exercice au grand air. Le succès couronna la docilité du malade.

Quant à l'état saburral bilieux, il peut disparaître, après quelques jours d'un régime convenable et de l'usage de boissons acidules; mais il peut aussi empirer, et devenir la cause d'une maladie bilieuse confirmée, si l'on ne se hâte de recourir à un traite- (Traitement de l'état saburral bilieux.)

(1) Tome 9, p. 130.

ment rationnel. Hippocrate recommandait, dans ce cas, un vomitif: « Si les signes de la plénitude, dit-il (1), ne sont pas supprimés, on vomira *une seconde fois*, comme ci-dessus; si même cela ne suffit pas entièrement, on y reviendra, pour *la troisième fois*, jusqu'à ce qu'enfin on ne ressente aucun symptôme de réplétion. Ces préceptes d'Hippocrate se trouvent pleinement confirmés par la pratique d'Huxham et de tant d'autres. « Il faut, assure ce médecin, provoquer le vomissement de *deux jours l'un*, quelquefois jusqu'à *quatre différentes reprises*; car lorsque l'estomac est surchargé d'une très-grande quantité de pituite tenace, ou d'une bile corrompue, que peut-on attendre des remèdes, si on ne l'en débarrasse pas entièrement? Ce qu'on fait beaucoup mieux par haut que par bas; car, en supposant qu'on pût s'en débarrasser par cette dernière voie, n'est-il pas plus naturel de les rejeter par la bouche que de leur faire parcourir le long trajet des intestins? En effet, pendant qu'on cherche à chasser par la voie des intestins l'amas altéré de l'estomac, la partie la plus fluide, pénétrant par les vaisseaux lactés, va infecter le sang, tandis que la partie la plus grossière, s'arrêtant dans les plis des intestins, y cause des douleurs cruelles; de sorte que, quand on pourrait s'en débarrasser entièrement par-là, en descendant, elles feraient éprouver des douleurs à la tunique nerveuse des intestins. Il serait donc absurde de vouloir évacuer par le ventre la saburre de l'estomac. Le vomissement ne réussit pas seulement dans cette maladie, parce qu'il évacue l'estomac, mais encore parce qu'il secoue la partie voisine de

(1) *Du rég.*, *Encyclopédie des sciences médicales*, p. 74.

ce viscère : par ce moyen, il concourt à exprimer du foie, du pancréas, etc., les humeurs qui y séjournent, et qui sont rejetées par le vomissement. Mais comme toutes nos humeurs se corrompent par le séjour, et contractent de l'acrimonie, s'il fallait les vider par le canal intestinal, elles produiraient un grand nombre de maux, en irritant les intestins, et en pénétrant dans les vaisseaux lactés. Il n'y a donc pas de meilleure voie que le vomissement, pour se débarrasser de la bile, soit jaune, soit porracée, soit noire, si ordinaire dans le cas qui a été la cause de ces développemens. J'ai même observé que les douleurs des membres et des reins cessaient, du moins pour un temps, avec le vomissement ; ce qui s'accorde avec la maxime du divin Hippocrate (1), que Celse a rendue ainsi (2) : *Humerorum dolores qui ad scupulas vel manus tendunt, vomitu atræ bilis solvuntur* (3).

En transcrivant complétement ce paragraphe de l'ouvrage d'un des plus grands praticiens et d'un des meilleurs observateurs de l'Angleterre, mon but n'est pas de faire du remplissage. On dit en littérature qu'il y a beaucoup de remplissage dans un ouvrage, pour dire qu'il y a beaucoup de choses inutiles, vagues et étrangères au sujet ; mais ici ce n'est pas le cas, car ce passage d'Huxham est bien loin d'être inutile, vague et étranger à mon sujet, puisqu'il exprime, mieux que je n'aurais su le faire moi-même, les idées auxquelles je me suis rallié,

(1) Lib. II, *Prædictor.*

(2) Lib. II, cap. 8.

(3) Huxham, *De la colique de Devonshire, Encyclopédie des sciences médicales*, p. 471.

avec d'autant plus de satisfaction que les médecins qui les avaient pendant long-temps repoussées comme surannées, s'en rapprochent tous les jours.

Broussais prescrivait des vomitifs et des purgatifs contre l'état saburral.

J'ai déjà dit, en parlant de l'altération des humeurs, que Broussais admettait, comme Hippocrate, comme Huxham, etc., que la bile, en séjournant dans le tube digestif, peut s'altérer, devenir un drastique féroce, et causer une inflammation (1); je répéterai ce que j'ai déjà dit, que Broussais regardait, dans ce cas, l'inflammation comme secondaire, et que faire vomir et purger avant que la bile ait eu le temps d'acquérir des qualités pernicieuses, et de déterminer l'inflammation, me paraît très-rationnel. Du reste, je suis heureux de pouvoir constater que ce grand médecin agissait de cette manière, et ne traitait pas ces états morbides par les émissions sanguines, comme plusieurs médecins de son école. Je vais copier un paragraphe qui se trouve à la page 194 (2), et cela avec d'autant plus de plaisir que, bien loin d'y voir la pensée d'un médecin exclusif, on y trouve toute la philosophie d'Hippocrate.

« Quoiqu'une intermittente se présentât avec les symptômes dits d'*embarras gastrique*, je n'avais recours aux évacuans qu'après avoir émoussé la susceptibilité de l'estomac par les émolliens et une diète de vingt-quatre ou trente-six heures. Si, au bout de ce temps, les signes de *saburre* persistaient, *je faisais vomir*, je purgeais même s'il était nécessaire; mais lorsque les adoucissans et les acidules suffisaient pour réduire les symptômes gastriques, je m'en

(1) Broussais, *Hist. phlegm. chron.*, t. 2, p. 571.
(2) *Hist. des phlegm. chron.*, t. 3, p. 194.

réjouissais, et je ne me croyais pas du tout obligé d'émétiser le malade, par la raison qu'il avait la fièvre. La saignée m'a quelquefois paru indispensable, à cause de la violence des accès; mais ce n'a été que bien rarement. »

Erreur consignée dans le Dictionnaire en 15 volumes.

Pendant un temps malheureusement trop long, plusieurs médecins ont regardé l'état saburral comme une inflammation, et ce qu'il y a de plus fâcheux, c'est que, dans des ouvrages récens, destinés à guider le médecin dans sa pratique, on prétend que c'est une des formes ou des degrés de la gastrite, de la duodénite, de l'hépatite, ou de ces inflammations combinées (1).

Dès le moment qu'on regarde cette maladie comme une inflammation, on adopte un traitement en conséquence, c'est-à-dire les émissions sanguines et les débilitans. Or, les auteurs qui ont observé et traité beaucoup de fièvres bilieuses (et l'état saburral bilieux n'est que cette maladie à un faible degré), ont reconnu les effets pernicieux des saignées dans ce cas. On peut s'en convaincre par la lecture des anciens, qu'il n'est plus permis de dédaigner. M. le docteur Gendrin, dans son intéressant ouvrage sur la cause prochaine des fièvres, nous a donné la traduction de l'histoire de l'épidémie de Lausanne, rapportée par Tissot, et de celle de Tecklembourg, par Finke. A moins de révoquer en doute la véracité de ces médecins, on ne peut que rester persuadé des bons résultats obtenus par les vomitifs et les purgatifs, et des déplorables suites du traitement contraire.

---

(1) Voyez le *Dictionnaire de méd. et de chir. prat.*, t. 7, p. 95.

Puis-je prendre la liberté de parler d'un fait qui n'est d'aucun prix pour les autres médecins, mais qui est pour moi de la plus haute importance? Je dirai que, pendant neuf ans, j'ai traité moi-même, avec les plus grands succès, par les évacuans, l'état saburral si commun dans les climats chauds. Je suis bien loin de vouloir en tirer vanité; car dans ces pays lointains privés de ces immenses bibliothèques d'Europe qui renferment les connaissances et les erreurs des siècles, on sait peut-être distinguer plus facilement les vérités consignées dans les pages inaltérables du grand livre de la nature, et que, parmi les mères de famille, moins distraites du soin de leurs enfans, il en est peu qui, dans le traitement de cette maladie et de bien d'autres, ne pussent donner des leçons aux plus érudits médecins du continent européen. Qu'y a-t-il là d'étonnant? Si l'étude de l'anatomie et de la physiologie est indispensable pour diagnostiquer, et par conséquent pour traiter convenablement la plupart des maladies, n'en est-il pas moins vrai que, sans être médecin, on peut en reconnaître, en traiter, en guérir même quelques-unes, surtout de celles qui sont très-communes, et dont la connaissance finit par devenir à la portée de tout le monde? Un père de famille doit-il indispensablement posséder un mérite transcendant dans les mathématiques, pour enseigner à son fils les quatre règles de l'arithmétique? Il m'est quelquefois arrivé, dans les premières années de mes études médicales, d'aborder timidement les chefs de service, après la visiste de l'hôpital, et de leur témoigner mon étonnement de voir saigner pour des maladies que j'avais vues si souvent guérir, dans les colonies, par les évacuans; ils me répondaient que ce traitement pouvait convenir dans les climats chauds, mais qu'il était funeste en Europe. Aujourd'hui, je pourrais leur répondre: Mais Hippocrate, Sydenham, Huxham, Tissot, Joseph Frank, Broussais, etc., n'exerçaient pas la médecine dans la zone torride, et cependant ils prescrivaient les évacuans dans les maladies bilieuses, et ne saignaient que dans des cas exceptionnels, parce qu'ils avaient reconnu que les pertes de sang exaspéraient le mal.

Si l'on veut me permettre de rapporter une observation à laquelle je n'ai pas été étranger, on verra un exemple des mauvais effets des émissions sanguines, et de l'heureux résultat des évacuans dans un cas de fièvre bilieuse.

Mauvais effets des émissions sanguines, et heureux résultat des évacuans dans un cas de fièvre bilieuse.

Au mois d'avril 1839, je fus prié par madame C..., propriétaire de la maison où je suis logé, de donner des soins à sa fille, madame L..., âgée de vingt-neuf ans, veuve, et mère d'un petit garçon de huit ans. Cette dame, en rentrant chez elle, avait aperçu sa mère renversée sur un fauteuil et dans un état de lipothymie, par suite d'une chute qu'elle avait faite auparavant. Cet accident n'eut pas de suites fâcheuses; mais la jeune dame fut tellement troublée de voir sa mère dans cet état (qu'elle croyait être une attaque d'apoplexie), qu'elle en tomba malade.

Je ne fatiguerai pas mes lecteurs par tous les détails minutieux de sa maladie; j'arriverai au fait principal, qui a un rapport direct avec le sujet dont je m'occupe dans ce chapitre. Je dirai seulement que la malade présentait les caractères d'un tempérament bilieux, et qu'elle était habituellement d'une faible santé.

Lorsque je fus appelé, je constatai les symptômes morbides suivans: malaise général, céphalalgie assez intense, mais la face pâle, les yeux nullement injectés, la langue blanchâtre et humide, perte d'appétit; le pouls battait soixante-douze fois par minute, et ne présentait rien de remarquable, pas plus que les autres fonctions; la malade était à l'époque de ses règles, qu'elle s'attendait à voir paraître d'un instant à l'autre, etc., etc.

Après avoir successivement prescrit repos, diète, lavement, infusion de tilleul, eau sucrée avec eau de fleurs d'oranger pour boisson, compresses imbibées d'eau vinaigrée sur le front, pédiluves simples, deux applications de sangsues sur les organes génitaux externes, potion calmante pour la nuit, etc., etc.; voyant, au bout de huit jours, que les règles ne se montraient pas, que le mal de tête augmentait, que les nuits devenaient plus agitées, que la fièvre était continue avec des redoublemens irréguliers, que la face était toujours pâle, les yeux toujours naturels; que les ailes du nez et les lèvres étaient jaunes; que la langue, rosée et humide à sa pointe et sur les bords, était devenue jaune et épaisse dans son milieu et à sa base; que la malade vomissait spontanément de la bile verte et jaune; qu'elle éprouvait de légères douleurs dans l'épigastre et les intestins; qu'elle rendait avec et sans le lavement des selles purement bilieuses; je reconnus à tous ces symptômes une fièvre bilieuse telle qu'elle a été décrite par Tissot, Joseph Frank, Fincke, etc., et je proposai un *vomitif*, sans regarder le violent mal de tête comme une contre-indication; parce que je ne voyais pas de signe d'inflammation, et que j'avais lu dans les auteurs cités ci-dessus que la plupart de leurs malades éprouvaient une *céphalalgie atroce* qui cédait au vomitif; je considérai les douleurs épigastriques et intestinales comme l'effet de la présence des humeurs, et non comme celui de l'inflammation, qui n'existait pas, et en cela je me sentais encore soutenu par les opinions de Broussais, bien précieuses, pour moi, en pareille occasion. Je proposai donc un vomitif, comme je viens de le dire; la malade s'y refusa, et sa mère fut saisie de crainte à ma proposition (1). Bref, un autre médecin est appelé; il fait appliquer quatorze sangsues sur la tête; la malade est affaiblie; le mal ne cède pas. Trois jours après, il lui fait poser douze sangsues au siége; la malade est encore affaiblie, le mal empire.

Je ne me permets pas de blâmer ce médecin, ancien interne des hôpitaux de Paris, et jouissant avec raison de la confiance des habitans de son quartier; il n'a fait là que ce que j'ai vu souvent mettre en pratique dans les hospices et dans des cas semblables. Quoi qu'il en soit, la mère vint me chercher au milieu de la nuit, en me priant de n'être pas fâché. Je lui répondis qu'il ne s'agissait pas de moi, mais de sa fille, et que, lorsqu'il est question de l'humanité, le médecin doit fouler aux pieds son amour-propre, qui est bien peu de chose, auprès des larmes d'une famille! Je me rendis auprès de la malade, et l'ayant trouvée bien mal, j'engageai la mère à faire une consultation. Le médecin de la maison pensa comme moi. On appela M. De Larroque, médecin de l'hospice Necker. Après nous avoir entendus et visité la malade d'après les règles de l'art, ce respectable

(1) Dès le moment où je proposai un vomitif, je perdis la confiance de la famille, tant s'était accréditée dans la société, par suite des erreurs puisées à l'école de Paris, l'opinion exagérée du danger des vomitifs et des purgatifs.

médecin fut d'opinion que la maladie était une fièvre bilieuse grave, et qu'il fallait faire vomir la malade *incontinent*. Ce parti fut adopté à l'unanimité; on convint qu'on donnerait quatre grains d'émétine impure, avec un demi-grain de tartre stibié dissous dans quatre onces d'eau chaude sucrée. Je fus chargé de faire prendre le remède à la malade, ce que je fis avec d'autant plus d'assurance, que j'ai acquis, dans les colonies, une grande habitude dans l'administration des vomitifs. La malade avait 120 pulsations et 52 respirations par minute; la peau était sèche et très-chaude, la céphalalgie intense, etc., etc. Le vomitif n'avait pas fini de produire son effet, que le *mal de tête céda*, la sueur s'établit, le pouls revint à 100, et la respiration à 32; en un mot, la malade dit qu'elle ne s'était pas trouvée aussi bien depuis le commencement de sa maladie. Le médecin de la maison et moi, nous continuâmes à la soigner de concert. Nous lui fîmes prendre, pendant plusieurs jours, de l'eau de Sedlitz; nous lui administrâmes encore un vomitif quelques jours après, et elle alla de mieux en mieux. Comme je ne voulais que constater les bons effets des évacuans dans les fièvres bilieuses, il est inutile que je continue l'histoire de la maladie de cette intéressante dame.

Il ne manque pas certainement à Paris de médecins qui traitent l'état saburral, bilieux, etc., par les évacuans; mais nulle part, je crois, on n'en voit les bons effets comme dans le service de M. De Larroque, à l'hôpital Necker. Cet honorable praticien ne recule pas devant de fortes applications de sangsues et de larges saignées, quand il y a indication à ce traitement; mais quand les évacuans sont à propos, il les prescrit avec persévérance, et le succès justifie un traitement qui est, après tout, le fruit de l'expérience des siècles, tandis que la plupart de ceux qui ordonnent ces derniers agens thérapeutiques dans les cas indiqués, ne montrent pas, ce me semble, assez de persévérance. On dirait qu'ils sont encore sous l'influence de la crainte exagérée de l'inflammation; cependant les anciens et les modernes ont fait des expériences qui ne doivent pas être perdues pour la science! La nature n'a pas changé: ce qui convenait autrefois doit convenir aujourd'hui dans les mêmes circonstances. Hippocrate et les médecins de son école prescrivaient, comme je l'ai rapporté au commencement de ce paragraphe, un, deux, trois, quatre vomitifs, etc., jusqu'à ce que le mal eût cédé. Pour mon compte, je suis tout disposé à suivre les conseils de ces grands maîtres, d'autant plus que j'ai éprouvé excessivement souvent, dans les colonies, qu'il faut que la maladie soit bien légère pour qu'elle cède à un premier vomitif; le plus souvent il en faut deux, et dans beaucoup de cas, encore davantage.

Nombreux cadavres de sujets morts de fièvres bilieuses.

Si tous les médecins traitaient par les évacuans et avec persévérance les maladies saburrales bilieuses qui sont si communes dans l'été, je pense que nous ne verrions pas dans les laboratoires d'anatomie tant de cadavres de sujets morts de maladies bilieuses, comme l'attestent la couleur et l'odeur de leurs tégumens et de leurs tissus. Il y a quelques jours qu'étant à faire des opérations à Clamart, avec M. Maurel, interne des hôpitaux, sur le cadavre d'un homme de trente ans environ, nous fûmes surpris de trouver dans tous ses muscles, et surtout dans ses articulations, une quantité de bile tellement considérable, qu'elle ruisselait à chaque coup de couteau, et qu'il était impossible de la méconnaître à son odeur caractéristique. Ce cadavre portait des traces nombreuses de saignées et de piqûres de sangsues; l'inspection des organes ne nous montra aucune lésion apparente susceptible d'avoir causé la mort. Je ne pus m'empêcher de me dire : si, au lieu de lui tirer du sang, on l'avait fait suffisamment évacuer, j'ai bien des raisons de penser que sa famille ne le pleurerait peut-être pas en ce moment !

Je sais bien que ce serait une erreur de croire que la couleur jaune de la peau soit toujours une preuve de la maladie bilieuse.

Dans l'état physiologique, les principes colorans jaunes sont répandus dans tout l'organisme, et existent dans tous les fluides, et surtout dans le sang (1). Nous en trouvons la preuve quand il est survenu une ecchymose par une contusion; la peau est colorée en jaune citron par la partie colorante jaune, qui ne se résorbe qu'après les parties colorantes rouges. Mais ce qui prouve que les principes qui surabondent dans les maladies bilieuses sont réellement les principes de la bile, c'est que ce fluide est sécrété en excès au début et au déclin de ces maladies, et qu'après la mort, il s'insinue dans les tissus et dans les articulations, où il faudrait, pour douter de sa nature, n'avoir jamais senti de la bile, ce qui ferait supposer qu'on n'en a jamais vomi soi-même, et qu'on n'a pas non plus assisté aux vomissemens bilieux des malades.

Pour terminer ce paragraphe, je dirai que je blâme, dans la grande majorité des cas de maladies saburrales, bilieuses, les émissions sanguines, que

(1) *Leçons de M. Gendrin.*

je regarde comme funestes, et que j'approuve les évacuans, que je crois très-utiles et souvent indispensables.

§ III. — *De quelques autres cas dans lesquels les vomitifs sont avantageux.*

Je n'ai pas l'intention de passer en revue tous les cas pathologiques qui réclament l'emploi des vomitifs; je n'en ai ni le temps, ni la capacité. Mon but est seulement d'exposer brièvement quelques-uns de ces cas, et de dire, d'une manière générale, quelles sont les circonstances dans lesquelles il me semble convenable de les employer.

Bons effets du vomitif dans le traitement de l'emphysème pulmonaire.

L'emphysème pulmonaire me paraît devoir être traité par les vomitifs, dans certaines occasions que j'indiquerai plus loin : j'entends l'emphysème dont Laennec a parlé sous la dénomination d'*emphysème vésiculaire*, qui consiste essentiellement dans la dilatation des vésicules pulmonaires. L'étendue de l'emphysème vésiculaire est très-variable; il peut affecter les deux poumons ou un seul, ou bien encore une partie seulement de l'un de ces organes ou de chacun d'eux. A l'autopsie on trouve que les vésicules dilatées varient de grosseur, depuis celle d'une petite sphère d'une ligne de diamètre, jusqu'à celle d'un cylindre de trois lignes de largeur et d'un pouce de longueur, plus ou moins.

L'emphysème vésiculaire est ordinairement compliqué de quelque autre lésion du poumon, surtout de bronchite chronique, et quelquefois de maladies du cœur.

Les individus atteints d'emphysème pulmonaire présentent presque continuellement une dyspnée plus ou moins intense, surtout dans les exacerbations : alors ils ne peuvent prendre la position horizontale, et ils sont forcés, pour respirer, de rester assis sur leur lit ou sur un siége; ils ont habituellement une toux qui est tantôt sèche, tantôt humide, quelquefois suivie, dans les quintes, d'une expectoration abondante de crachats blancs, écumeux, ou visqueux et grisâtres. A l'inspection, on reconnaît la poitrine bombée, comme nous l'a fait souvent remarquer M. Gendrin, à sa clinique. La percussion fait entendre une sonorité prononcée; à l'auscultation, on trouve un bruit respiratoire très-faible, dans quelques endroits, de la sibilance, et ce que Laennec appelle râle crépitant sec à grosses bulles. On admet que la dilatation des vésicules bronchiques a lieu par l'effet des exercices forcés, ou des maladies qui obligent les malades à faire de longs et continuels efforts de respiration. Laennec pense que le catarrhe chronique est une des principales causes de cette maladie; il explique le mécanisme de l'emphysème d'une manière ingénieuse qui plaît aux médecins, au point que plusieurs ont reproduit son explication dans leurs ouvrages.

« Nous avons vu, dit-il, que dans le catarrhe sec les petits rameaux bronchiques sont souvent complétement obstrués, soit par les crachats perlés ou nacrés, soit par le gonflement de leur membrane muqueuse. Or, comme les muscles qui servent à l'inspiration sont forts et nombreux, que l'expiration, au contraire, n'est produite que par l'élasticité des parties et la faible contraction des muscles intercostaux, il doit souvent arriver que, dans l'expiration, l'air, après avoir forcé la résistance que lui opposait les mucosités ou la tuméfaction de la membrane muqueuse bronchique, ne peut la vaincre dans l'expiration, et se trouve emprisonné par un mécanisme *analogue à celui de la crosse d'un fusil à vent.* Les inspirations suivantes, les plus fortes d'entre elles du moins, amenant dans le même lieu une quantité d'air, produisent nécessairement la dilatation des cellules aériennes, auxquelles se rend la bronche oblitérée; et, pour peu que l'accident soit durable, cette dilatation doit devenir un état fixe et permanent. »

Une fois que la dilatation des vésicules est établie, elle peut rester stationnaire pendant un temps indéterminé, et même disparaître, du moins, d'après Laennec, si les malades peuvent ou veulent éviter la cause de leur mal. En général, cette maladie n'est pas considérée comme dangereuse en elle-même; Laennec prétend que, de *tous les asthmes*, « c'est « celui qui peut le plus permettre au malade l'espoir « d'une longue vie. » On voit assez souvent, dans les hôpitaux, des malades qui vous disent qu'ils sont dans cet état depuis vingt et trente ans. Il n'est pas rare, comme je l'ai déjà dit, de trouver l'emphysème pulmonaire symptomatique d'une autre affection des organes du thorax; le pronostic, dans ce cas, dépend de cette dernière. Quand l'emphysème n'existe qu'à un médiocre degré, il faut, pour le traiter, soustraire, si l'on peut, le malade à l'influence de la cause, et avoir recours aux simples soins hygiéniques; mais si le patient est sujet aux inquiétudes, s'il est affecté d'une dyspnée intense, s'il est menacé de suffocations, un traitement par excellence, que je n'ai vu employer, dans ce cas, que dans le service de M. Gendrin, c'est *le vomitif.* Toutes les personnes qui ont assisté pendant quelque temps aux visites de ce médecin ont été témoins des bons résultats de cet évacuant dans cette maladie. Je pourrais, pour mon compte, citer un grand nombre d'observations recueillies à l'hôpital de la Pitié; je me contenterai d'en rapporter une que je retrouve dans mon cahier de notes que j'ai en ce moment sous les yeux. Le 17 octobre 1837, une femme placée au n° 8 de la salle Sainte-Sophie, âgée de cinquante ans, d'une assez forte constitution, n'étant plus réglée depuis quelques années, présentait les symptômes de l'emphysème pulmonaire bien prononcé dans les deux poumons, avec bronchite chronique, hypertrophie avec dilatation du ventricule gauche du cœur; induration de la valvule mitrale; sa peau était chaude, son pouls fréquent, sans être développé. La malade était agitée; elle avait une dyspnée intense; elle ne pouvait rester couchée, etc. M. Gendrin prescrivit vingt-quatre grains d'ipécacuanha avec deux grains de tartre stibié, mêlés et divisés, à prendre en trois fois, dans de l'eau chaude, de demi-heure en demi-heure. Plusieurs élèves se mirent à dire: « Dites-moi si toutes les indications ne se réunissent pas pour réclamer une large émission sanguine chez cette grosse maman? — Le maître en sait plus que les élèves, répondirent les autres; attendons à demain avant de faire des commentaires sur cette prescription. » Le lendemain matin les élèves de s'empresser autour du lit de la malade, qu'ils trouvèrent dans une position horizontale, sans dyspnée et sans fièvre. « Eh bien! bonne mère, comment vous trouvez-vous? — « Ah! bon Dieu! bon Dieu! ça ne va pas mal à présent; mais, hier, j'ai cru que j'allais rendre l'ame; j'ai vomi une partie de la journée; le soir j'ai pris un bouillon;

Observation recueillie dans le service de M. Gendrin.

j'ai pu me coucher, et j'ai dormi jusqu'à présent. Dites-donc, mes enfans, parmi tant de petits médecins que vous êtes là, est-ce qu'aucun de vous ne pourrait me faire donner à manger, j'ai bien faim ? »

Cette maladie m'a paru assez commune dans les colonies ; je la prenais, comme la plupart des habitans, pour l'asthme ; en rappelant les symptômes, il me semble que j'ai rencontré des uns et des autres. Quoi qu'il en soit, ce dont je suis bien sûr, c'est d'avoir, par des vomitifs, fait cesser, en peu d'heures, des dyspnées intenses. Cela ne doit pas surprendre, lorsqu'on a lu ce que le docteur P. Jolly nous dit (1), en parlant de l'asthme même :

« Les évacuans ont souvent été employés avec avantage dans cette maladie, soit donnés à petites doses habituelles et comme laxatifs, chez les sujets replets et lymphatiques, soit comme *vomitifs et purgatifs;* les secousses imprimées par ces remèdes aux organes de la respiration et de la digestion ont, outre leur effet révulsif, l'avantage d'activer la circulation pulmonaire, et de faciliter l'*excrétion bronchique.* »

De même, dans l'emphysème pulmonaire, l'air emprisonné dans les vésicules par les mucosités épaisses ou par la tuméfaction de la membrane muqueuse des ramifications bronchiques, comme le dit Laennec, et qui ne peut être expulsé, parce que les forces expiratoires ne sont pas suffisantes (forces qui ne pourraient que diminuer encore après une saignée); l'air emprisonné, dis-je, est violemment repoussé avec les mucosités qui lui faisaient obsta-

(1) *Dictionnaire* en 15 vol., t. 3, p. 620.

cle, par l'effet d'un vomitif, parce que ces mêmes forces expiratoires acquièrent un surcroît d'intensité par les efforts du vomissement.

Bons effets des vomitifs dans les catarrhes, le croup, la rougeole avec laryngite.

Plusieurs praticiens, et Laennec en particulier, vantent beaucoup l'efficacité des vomissemens répétés, dans les catarrhes très-anciens des vieillards, et surtout chez les adultes et les enfans. Ce dernier rapporte qu'il a fait prendre, *dans l'espace d'un mois*, avec un succès complet, *quinze vomitifs*, à une dame de quatre-vingt-cinq ans, tourmentée d'un catarrhe muqueux depuis dix-huit mois, qui lui faisait expectorer environ deux livres de crachats par jour; cette dame a vécu huit ans après sa guerison (1).

Dès le début, et à la première période du croup, comme dans la rougeole avec laryngite, Laennec recommandait de répéter le vomissement tous les jours, et même plusieurs fois par jour, dans la première de ces maladies.

Ce précepte n'est pas approuvé de tous les médecins, car dans un ouvrage destiné aux praticiens (2), on lit : « Nous croyons qu'il est superflu, sinon dangereux, de répéter le vomissement tous les jours, et même plusieurs fois par jour, comme le veut Laennec. »

Entre ces deux conseils contradictoires, on pourrait être embarrassé : moi, je ne le serai pas; ce n'est pas que je me croie plus habile qu'un autre, bien s'en faut, mais c'est parce que j'ai encore eu l'avantage de voir, dans les colonies, les bons effets

(1) *Dictionnaire* en 15 vol., art. *Bronchite*, p. 270.
(2) *Dictionnaire* en 15 vol., art. *Croup*, p. 580.

des préceptes de Laennec, mis en pratique par plusieurs médecins, et entre autres par les docteurs Potier et Michel Froppier, qui sont morts à l'île Maurice. J'ai vu, de mes propres yeux, sauver un enfant qui était très-malade du croup, en le faisant vomir avec du tartre stibié, trois fois différentes dans les vingt-quatre heures; et plusieurs habitans respectables assurent que ces Messieurs sauvèrent un grand nombre d'enfans par cette méthode, dans une épidémie de croup, alors que tous les autres moyens de traitement s'opposaient très-rarement à la mortalité, qui fut effrayante.

Les bons effets des vomitifs sont manifestes dans la fièvre typhoïde. Toute personne qui a suivi la clinique de M. De Larroque, à l'hôpital Necker, ne saurait en douter. Ici, écoutons ce que nous dit ce médecin sur la fièvre typhoïde, dans un mémoire qui a paru il y a seulement quelques mois :

Opinion de M. De Larroque sur les vomitifs dans le traitement de la fièvre typhoïde.

Page 117. « Si, à l'exemple de l'école physiologique, nous considérions les phénomènes gastriques qui se montrent, soit dans les préludes, soit dans le début et durant le cours de la fièvre typhoïde, comme les signes d'une inflammation stomacale, nous nous garderions soigneusement de recommander les vomitifs; mais ces phénomènes n'étant pour nous que des indices d'un état saburral des premières voies, et l'expérience nous en fournissant tous les jours la preuve, nous sommes d'autant plus loin de craindre l'emploi de ces agens médicamenteux que, plus de cinq cents fois, nous en avons obtenu les plus grands avantages, tant dans les embarras gastriques, avec ou sans fièvre, que dans la fièvre typhoïde proprement dite. Ainsi que nous l'avons dit précédemment, jamais nous n'avons observé qu'après leur administration une gastrite se soit développée, tandis que bien des fois nous avons remarqué le contraire, quand on a négligé de les employer en temps convenable. Loin de devoir être considérés comme des moyens propres à faire naître la fièvre typhoïde, il faut, au contraire, les regarder comme les agens les plus salutaires pour empêcher son apparition et modérer son intensité. . . . . . .

. . . .

Plus, chez un tel sujet les vomissemens sont abondans, bilieux, mieux il se trouve soulagé. On voit souvent alors, comme l'observe très-bien Hildenbrand : « La diminution de la stupeur, une plus grande sérénité d'esprit, la disparition des vertiges, de la céphalalgie, du délire, un sommeil plus tranquille, une transpiration douce, une légère rémission de la chaleur fébrile, de la soif et des angoisses; la physionomie offre un aspect plus consolant. . . . .

. . . .

« Jamais les malades ne se trouvent plus soulagés que lorsque le vomitif provoque en même temps, ou successivement, des évacuations supérieures et inférieures; parce qu'alors il débarrasse plus complétement l'économie de la cause matérielle de la maladie. »

Broussais me semble avoir pensé de même sur l'utilité des évacuans, quand il dit (1) : « Dans les épidémies de dysenteries, lorsque cette phlogose se combine, dès le premier moment, avec le typhus, il faut tâcher de concilier le traitement de ces deux maladies. » Je ne veux point entrer ici dans le déve-

---

(1) *Hist. des phleg. chron.*, t. 3, p. 204.

loppement des indications propres à la fièvre continue par contagion, je les crois extrêmement variées; je me contenterai de quelques propositions générales. Lorsque la réaction est violente, la méthode antiphlogistique, que nous conseillons pour l'entérite, ne peut que devenir avantageuse aux deux maladies, car il faut toujours attendre, pour placer les fortifians, que la débilité les réclame. Dans le cas contraire, c'est-à-dire lorsque la dépression des forces se manifeste dès le commencement (et, dans ce cas, les douleurs ne sont pas très-violentes), les *vomitifs* et les *purgatifs* seront les premiers moyens à employer, afin de solliciter les fibres musculaires des voies gastriques, qui sont déjà dans la stupeur, à se débarrasser des matières putrides provenant, soit des alimens, soit des excrétions bilieuses, muqueuses, etc.; sans cette précaution, ces corps étrangers séjourneraient trop long-temps sur la membrane phlogosée, et hâteraient sa mort ou sa désorganisation. »

Broussais prescrivait les vomitifs et les purgatifs contre la dysenterie.

C'est d'après ces préceptes de Broussais, que je n'avais pas l'avantage d'avoir lus alors, que je traitai, en mer, un marin qui avait la dysenterie.

La police de Maurice avait fait embarquer, sur le navire anglais sur lequel je pris passage, un matelot français qui, ayant déserté son bâtiment, avait été arrêté par les autorités, et tenu en prison jusqu'au moment de notre départ. J'ignorais cette circonstance, lorsque, une vingtaine de jours après avoir mis en mer, le capitaine me l'apprit, en ajoutant: « Votre compatriote n'arrivera pas au cap de Bonne-Espérance, car il est très-malade. » Je descendis dans le logement des matelots, et j'y trouvai un Français, qui fut aussi content de me voir que je fus peiné de le trouver dans cet état : il avait pris, me dit-il, la dysenterie par le mauvais air et la mauvaise nourriture de la prison dans laquelle il avait été enfermé pendant un mois à terre. Il allait à la garde-robe plusieurs fois dans les vingt-quatre heures ; les matières qu'il rendait étaient muqueuses, purulentes et sanguines ; il était très-faible ; il ne mangeait plus depuis plusieurs jours. Le second du navire lui administrait quelques médicamens. Il n'y avait pas de médecin à bord ; je proposai au capitaine de le soigner, en lui disant que j'avais souvent traité, à Maurice, des noirs atteints de cette maladie. Le capitaine me répondit : « Faites ; si vous l'achevez, c'est votre compatriote, à vous la responsabilité. » Le malheureux malade s'y refusa d'abord, disant que c'était inutile, qu'il était perdu, qu'il ne reverrait jamais la France, et que son corps serait dévoré par les requins ! Je fis tant auprès de lui, qu'il finit par consentir à prendre mes remèdes. Je le traitai comme j'avais traité, dans les colonies, des noirs affectés de dysenterie, c'est-à-dire, par les vomitifs et par les purgatifs drastiques, de bons bouillons et de bon vin. Pendant trois semaines, je lui administrai quatre vomitifs et huit purgatifs ; le vingt-deuxième jour, il se promenait sur le pont avec les matelots anglais ; peu à peu il reprit la santé, et il a revu la France !

Plusieurs personnes qui étaient à bord, et dont quelques-unes qui avaient des intérêts dans la colonie, y sont probablement de retour, pourraient garantir la réalité de ce fait à ceux de mes amis qui me feront l'honneur de lire ma thèse, à Maurice.

Je possède bien des notes prises dans les cours, dans les livres, dans les hôpitaux, qui me permettraient de dire encore beaucoup de choses en faveur des vomitifs; mais devant mettre des bornes à mon travail, je vais terminer cet article, en disant que ces puissans agens médicamenteux conviennent dans une foule de cas où il n'y a pas de signes d'inflammation dans l'estomac, où les malades n'offrent aucun des caractères qui pourraient faire craindre une congestion cérébrale, ni aucun des symptômes dont je parlerai dans le chapitre *du danger des évacuans;* j'ajouterai seulement ce que dit M. Magendie dans son article *Vomissement* (1).

Résultat du vomissement pour l'économie, par M. Magendie.

« Il ne faut pas non plus perdre de vue que le bouleversement général, les efforts violens qui accompagnent le vomissement, en ébranlant pour un moment l'action de tous les organes malades, peuvent y développer des modifications avantageuses qui les ramènent presque subitement à la santé. Ce résultat pratique a été signalé par tous les graves observateurs; il est chaque jour vérifié par les médecins d'aujourd'hui, qui ne se croient pas des assassins (c'est ainsi qu'on les qualifiait naguère), parce qu'ils administrent des vomitifs. Plusieurs animaux nous donnent, à cet égard, un exemple bien digne de faire réfléchir le médecin philosophe. Qui n'a vu des chiens et des chats manger les feuilles herbacées des graminées, avec l'intention bientôt réalisée de se faire vomir? »

Ces considérations nous expliquent la raison de ce mieux qu'éprouvent les malades après avoir vomi, quoiqu'ils aient quelquefois rendu excessivement peu de matières. Sydenham lui-même en était sur-

(1) *Dictionnaire* en 15 vol., t. 15, p. 775.

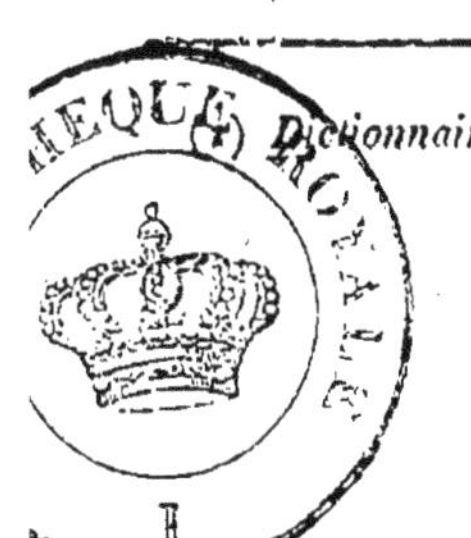

pris : « En examinant, dit-il, avec soin la matière que les malades avaient rendue par le vomissement, et voyant qu'elle n'était ni en fort grande quantité, ni de fort mauvaise qualité, *j'ai souvent été surpris* pourquoi les malades recevaient tant de soulagement de cette évacuation. En effet, dès qu'ils avaient vomi, on voyait diminuer et même cesser les symptômes cruels qui les tourmentaient, et qui épouvantaient les assistans, comme les nausées, les inquiétudes, les agitations, la difficulté de respirer, la noirceur de la langue, etc., et le reste de la maladie se passait doucement (1). »

Réduction d'une hernie étranglée, par le vomissement provoqué.

Voici un exemple remarquable de l'effet purement mécanique du vomissement provoqué par l'eau tiède, comme moyen de réduction d'une hernie étranglée. L'observation qu'on va lire, écrite sous la dictée du malade, dont le système nerveux est très-susceptible, et qui a rendu, comme il l'a ressentie, l'intensité de ses souffrances, présentera peut-être quelque intérêt sous ce dernier rapport et sous quelques autres.

Il s'agit d'un homme habitant des pays chauds, qui porta, pendant douze ans, deux hernies crurales.

(« Judices, rogo ut fidem huic rei adjungatis, eo « quòd coram vobis adsit vir de quo agitur; quâ« dam ratione, medicis atque pauculis amicis lin« guam Latinorum scientibus, illam tanquam mihi « propriam narrare solùm me juvat. »)

Causes. — Chaleur; exercice journalier à cheval, sans ceinture, sans suspensoir; et efforts dans l'acte de la défécation, le ventre étant resserré.

---

(1) Sydenham, *Fièvre continue*, *Encycl. des sciences méd.*, p. 35.

Symptômes, marche et durée. — Deux tumeurs comme de petites noix, dans les plis des aines, rentrant lorsque le malade était couché, et devenant chaudes et dures dans la journée, après les fatigues; presque continuellement de légères coliques venteuses, et l'étranglement de la hernie gauche plusieurs fois par an, toujours pendant l'acte de la défécation et jamais dans une autre occasion. Le malade croyait d'abord que c'étaient des gaz qui, en se dilatant dans quelque portion du tube digestif, lui faisaient éprouver ce sentiment de pression, cette espèce de douleur sourde que tout le monde connaît; mais bientôt le mal augmentait, la circulation se ralentissait, la pâleur survenait; le malade éprouvait comme un sentiment de terreur, et cependant il ne se doutait nullement du danger qu'il courait dans cette maladie. Peu à peu il ne pouvait plus se redresser; il marchait plié en deux. La douleur se faisait sentir principalement dans la région lombaire de la colonne vertébrale et dans l'aine gauche; la douleur devenait très-violente. Le malade se couchait sur un lit, s'agitait en tous sens, se relevait, s'agenouillait sur le sol, saisissait avec une espèce de rage les siéges, les tables, se recouchait sur un matelas, se retournait à droite, à gauche, se mettait sur son séant, balançait les membres, la tête, pour chercher à calmer une douleur qui était véritablement atroce; il lui semblait que des fluides en mouvement dans l'abdomen tendaient à s'échapper par quelque issue, mais, qu'arrivés là, ils ne pouvaient surmonter un obstacle invincible, et remontaient en faisant entendre un bruit de gargouillement et en déchirant les organes (le malade croyait, à cette époque, que c'étaient les urines qui, retenues dans l'uretère gauche, ne pouvaient se décharger dans la vessie). Sa famille fondait en larmes en présence des souffrances qu'il n'était pas en son pouvoir de faire cesser; le patient, l'œil sec et féroce, grinçait des dents et appelait la mort, que son imagination lui représentait, en ce moment, comme la plus douce des voluptés, auprès de l'infernal supplice qu'il endurait.

Cet horrible état durait pendant l'espace de six à douze heures, quelquefois de vingt-quatre heures; il s'est même prolongé, deux ou trois fois, jusqu'à soixante-douze heures. Pendant ces crises, les parois abdominales devenaient excessivement douloureuses; la plus légère pression de la main était insupportable; il y avait véritablement commencement de péritonite. Les vomissemens survenaient plus ou moins tôt, ils amenaient des matières liquides et semi-liquides, brunes, jaunes et vertes, d'une saveur plus ou moins désagréable, et quelquefois repoussante (1). Pendant le vomissement, le malade ressentait, outre tous les accidens propres à cet acte, un tiraillement bien prononcé, bien sensible, bien appréciable, qui avait son siége à la région inguinale gauche, et dont la direction avait lieu vers la colonne vertébrale. Le mal qui, de l'inflammation, aurait pu passer à la gangrène et occasionner la mort, cessait heureusement tout-à-coup par l'effet d'un de ces vomissemens; car le malade éprouvait, dans cet instant, un surcroît de douleur, de tiraillement dans l'aine, qui lui faisait pousser une espèce de hurlement. Mais immédiatement la douleur cessait; ses membres glacés se réchauffaient, la sueur froide était rempla-

(1) Cette saveur était très-probablement celle de véritables matières fécales.

cée par une douce moiteur, le besoin d'uriner et d'aller à la garde-robe se faisait sentir ; la gaieté reparaissait, en un mot, l'équilibre de toutes les fonctions se rétablissait, et le tableau de la nature, naguère si rembruni aux yeux du malade, reprenait, dès cet instant, tout son brillant coloris.

Diagnostic. — La colique néphrétique présentant quelques rapports dans ses symptômes avec ceux de l'étranglement de la hernie, et étant assez commune dans les colonies, soit par l'effet du climat, soit par l'abus que font beaucoup d'habitans d'alimens salés, épicés et acides, le malade était porté à croire qu'il était sujet à la colique néphrétique, et il est pénible d'avouer que ceux des médecins de son pays avec lesquels il en causa, ou ceux qui furent appelés pendant la durée de ses crises, le confirmèrent dans cette croyance, sans même avoir procédé à l'examen des parties souffrantes. Le malade étant venu à Paris, en 1833, éprouva une crise terrible qui dura trois jours. Le docteur qu'il envoya appeler trouva qu'il ne présentait aucun signe d'inflammation, et lui dit, sans l'avoir mieux visité que les médecins de son pays : *C'est nerveux.* Ce ne fut que plus tard que fut reconnue la nature d'une maladie qui, pendant douze ans, avait mis sa vie en danger à plusieurs différentes reprises. Les personnes à qui le malade doit cet heureux diagnostic sont un jeune médecin et deux élèves en médecine qui exercent actuellement, savoir : M. le docteur Rostan, des environs de Marseille, M. le docteur Pendariès, d'Alby, et M. le docteur Coignet, de Maurice.

Traitement. — Le plus souvent, le malade attendait, sans rien faire, la fin de ses souffrances ; quelquefois il prenait un purgatif drastique, qui a plus d'une fois fait cesser le mal; le plus souvent il prenait des bains chauds de trois, de six et de douze heures; il en obtenait assez souvent du soulagement, et quelquefois même la cessation complète de l'étranglement de la hernie. Mais ce qui lui a le mieux réussi, toutes les fois qu'il a eu le courage de persister, c'est le vomissement, qu'il favorisait ou provoquait en se gorgeant d'eau tiède. Il se disait: puisque le mal cesse après plusieurs vomissemens naturels, il cessera peut-être aussi après des vomissemens provoqués : et il buvait des tasses d'eau tiède par douzaines. Il était rare que son état morbide ne cédât pas avant le quatrième vomissement. Le malade éprouva une forte crise pendant qu'il était en mer : les Anglais, témoins de ses souffrances, le croyaient en grand danger, et ne cessaient de lui crier : « *You must be bled!* il faut vous saigner, il faut vous saigner! M. George (le second capitaine du navire) va vous ouvrir la veine, etc. » Malgré la désapprobation de ces braves gens, le patient eut recours à son moyen favori : il avala plusieurs douzaines de tasses d'eau tiède ; son mal cessa par les vomissemens provoqués, après avoir seulement duré trois ou quatre heures; il dîna très-bien et se promena sur le pont comme s'il n'avait pas été malade de la journée. Les Anglais n'en revenaient pas d'étonnement, et ils furent obligés de convenir qu'il avait mieux fait de boire de l'eau tiède que de s'exposer à se faire ouvrir une artère par M. George, qui était meilleur marin que chirurgien.

Cure radicale. — La nature de sa maladie ayant été enfin reconnue, il prit un appareil compressif double, qu'il garda pendant trois ans, ne le quittant que la nuit. Depuis l'instant où il le mit, il n'a plus éprouvé d'étranglement. Au bout de trois ans, le malade reconnut qu'il était parfaitement guéri; il eut beau tousser, marcher, faire des efforts, il ne vit plus reparaître de tumeur herniaire, ni à droite, ni à gauche. Depuis trois ans, il ne se sert plus de moyens compressifs; mais il a la précaution d'appuyer assez fortement les parties inférieures des parois abdominales, dans l'acte de la défécation, et de mettre une ceinture compressive quand il monte à cheval.

Cette observation est bien propre à faire réfléchir sur le temps que l'on aurait souvent pour employer tous les moyens de réduction de la hernie étranglée, avant d'en venir au taxis, qui n'est pas toujours innocent, et, à plus forte raison, à l'opération, dont les suites sont quelquefois mortelles.

§ IV. *Des purgatifs.*

Les purgatifs sont divisés en trois grandes classes principales, qui sont: les laxatifs, les cathartiques et les drastiques. Laxatifs.

Les laxatifs, comme leur nom l'indique, ne font pour ainsi dire que relâcher le ventre; ils ne sont pas transformés en chyle par l'action de l'estomac, mais ils agissent à la manière des émolliens, déterminent de la gêne, de la pesanteur, qui résultent seulement de la résistance qu'ils offrent aux forces digestives. Leur passage dans le tube intestinal occasionne les mêmes phénomènes. Bientôt le mouvement péristaltique s'accélère, et, par suite, le médicament est porté au dehors avec les autres matières contenues dans les intestins. Les laxatifs le plus souvent employés sont : la magnésie, la crême de tartre, les huiles, la casse, le tamarin, la manne, le miel, etc., etc.

Catbartiques. Les cathartiques déterminent à la surface interne des intestins une irritation passagère, modérée et spéciale, d'où résultent des déjections alvines. C'est de leur action locale que dépend, en général, la médication principale qu'ils exercent. Leur contact détermine l'augmentation de la sensibilité, la rougeur et la tuméfaction de la membrane muqueuse qui tapisse les intestins; la sécrétion dont elle est l'objet devient plus active ; l'excitation se propage au loin, et occasionne un afflux plus abondant de bile dans le tube digestif; la tunique musculeuse y participe aussi ; ses mouvemens contractiles s'accélèrent, et enfin expulsent au dehors les matières contenues dans les intestins. Les purgatifs peuvent agir successivement dans toute l'étendue du canal intestinal, ou n'agir d'une manière bien marquée que sur une de ses parties. Quoi qu'il en soit, leur administration est, en général, suivie de dégoût pour les alimens, et même de nausées, d'une sensation de chaleur interne, de douleurs plus ou moins vives dans l'abdomen, de borborygmes, et d'un léger gonflement du ventre. Ces phénomènes sont accompagnés de symptômes généraux : le pouls, qui devient petit et inégal lorsque les coliques commencent à être vives, acquiert bientôt plus de force et de fréquence; la chaleur augmente, et la peau devient sèche et chaude. Le sulfate de soude et le sulfate de magnésie sont les plus usités parmi les cathartiques.

Drastiques. Les drastiques sont des purgatifs dont l'action est la plus violente. Ils font évacuer, outre toutes les matières énumérées plus haut, une grande quantité de sérosité; tels sont : la poudre et la résine de jalap, la scammonée d'Alep, le turbith végétal, qui entrent dans la composition du purgatif de Leroy, l'aloès, etc., etc.

Les purgatifs ont d'autres effets qui sont dignes de toute l'attention des praticiens; ils peuvent déterminer d'une manière secondaire :

1° Le ralentissement de la circulation, non-seulement en occasionnant l'évacuation des matières alvines accumulées dans l'intestin, et en faisant cesser ainsi une cause d'irritation générale, mais encore en diminuant la masse des liquides en circulation, par suite de l'augmentation de la sécrétion qu'ils déterminent;

2° L'augmentation de l'absorption qui se fait dans les cavités du corps : ce phénomène est également une conséquence de l'augmentation de la sécrétion dont la membrane muqueuse intestinale est le siége;

3° L'augmentation de la sécrétion de la bile;

4° Enfin, une révulsion puissante qui tend spécialement à diminuer l'impulsion du sang vers la tête.

C'est pour obtenir l'un ou l'autre de ces effets, que l'on administre les purgatifs, avec un avantage incontestable, dans certaines hydropisies, dans les maladies du foie, les affections catarrhales, certaines fièvres, l'apoplexie, quelques maladies nerveuses qui paraissent dues à l'altération des fluides, les maladies de la peau, etc., même dans les inflammations qui ont leur siége ailleurs que dans le tube digestif. « Vous en ferez donc, me dira-t-on peut-être, une selle à tous les chevaux? (qu'on me pardonne de rappeler ici un proverbe trivial). Je ne prétends pas qu'on doive nécessairement employer les purgatifs dans le traitement de toutes les maladies; je signalerai plus loin les inconvéniens qu'ils présentent dans les contre-indications; mais ce n'est pas ma faute si l'on peut, dans une foule de cas, les administrer, non-seulement sans courir les dangers qu'on a trop souvent redoutés à tort, mais encore en procurant le plus grand soulagement aux malades. Je reviendrai sur ce point important, en traitant de l'utilité des purgatifs réitérés : c'est là que j'émettrai une opinion qui n'est pas nouvelle dans la science, mais qui n'est professée dans aucun des cours que j'ai suivis, ni dans les ouvrages de nos honorables professeurs.

Eaux minérales purgatives.

Les eaux minérales purgatives doivent leurs propriétés à la présence de l'hydrochlorate de soude et de magnésie, et de sulfate de magnésie, etc.; administrées à petites doses, elles sont toniques et excitantes. On les donne à l'intérieur, dans les cas d'embarras gastrique. On fait un grand usage de celles d'Epsom et de Sedlitz.

Cas où l'on doit avoir recours aux purgatifs.

Ces considérations étant posées, je vais mentionner quelques cas où l'on peut avoir recours aux purgatifs. 1° Les Anglais prennent assez souvent des laxatifs; ils savent très-bien que ces agens, plutôt hygiéniques que thérapeutiques, sont nécessaires de temps en temps aux personnes sédentaires, aux hommes de cabinet, à ceux dont le ventre est ordinairement paresseux; que, par ce moyen qui ne peut devenir nuisible que par l'abus, on suit un des grands préceptes d'Hippocrate, qui recommande de tenir le ventre libre; qu'on évite l'embarras intestinal, les coliques venteuses, stercorales, vermineuses, et toutes les maladies auxquelles ces états anormaux peuvent donner lieu. Les personnes qui ont critiqué les Anglais qui, selon moi, agissent très-sagement en cela comme en bien d'autres choses, ont prétendu que ce n'est pas conforme à la nature de prendre si souvent des purgatifs : mais ce n'est pas non plus conforme à la nature de passer toute la journée et une partie de la nuit assis à écrire, de se priver d'exercice, de grand air, etc., etc.; il faut bien tâcher de compenser, d'une manière artificielle, l'excitation nécessaire aux organes digestifs, excitation qu'ils éprouveraient par une vie plus naturelle. D'ailleurs, les sauvages eux-mêmes, parmi les alimens dont ils font usage, n'en trouvent-ils pas constamment qui sont de vrais laxatifs; tandis que l'homme civilisé n'est pas toujours le maître de choisir sa nourriture, et qu'il est forcé d'user bien souvent d'alimens indigestes, astringens, quand ses dispositions naturelles ou son genre de vie exigeraient des relâchans? Dès lors, n'agit-il pas sagement, dans l'intérêt de sa conservation, en s'opposant par quelques laxatifs aux mauvais effets qui proviennent de son alimentation ou de son genre d'existence?

Je ne prétends pas inférer de ces propositions qu'on doive absolument prendre des laxatifs pour conserver sa santé; non : les personnes qui n'en ressentent nullement le besoin font très-bien de s'en abstenir; mais je soutiens que cette médication est innocente, et que, mise en usage, toujours avec modération, elle peut être très-avantageuse à bien des personnes qui auraient tort de s'en priver, par prévention, ou par un respect exagéré pour l'autorité des savans qui ne l'approuvent pas; elles ne doivent pas oublier que ces savans, quelque mérite qu'ils aient, sont des hommes, et que *errare humanum est!*

2° Un purgatif est généralement nécessaire après un vomitif, à moins que ce dernier n'ait déterminé des selles copieuses. Ce précepte donné par les anciens, est malheureusement négligé par bien des médecins qui, ayant jugé convenable d'administrer un vomitif, s'en tiennent là, et pensent que des boissons émollientes prises en assez grande quantité suffiront pour déblayer les intestins ; mais ces boissons sont absorbées en très-grande partie et ne peuvent produire l'effet qu'ils attendent. Dès lors, les matières séjournent dans les intestins, peuvent les irriter, occasionner la diarrhée et même déterminer une inflammation ; et alors force sangsues qui ne produiront pas toujours l'effet désiré, qui diminueront les forces, les précieuses forces ! la maladie se prolongera et pourra même, dans certaines circonstances, qui ne sont pas rares, devenir mortelle ; tandis que tant de souffrances, tant de malheurs auraient pû être évités par un simple purgatif ! Sur ce point, je ne redoute nullement les argumens de mes adversaires ; les miens sont tirés non-seulement de l'observation, des opinions de Sydenham, de Huxham, mais encore de l'autorité la plus irrécusable, de celle du grand Broussais lui-même, dont on a souvent méconnu les sages préceptes. Il a dit, je le répète à dessein pour la troisième fois : « Lorsqu'une sécrétion immodérée de bile et de suc pancréatique vient tout-à-coup à surcharger les intestins, la diarrhée qui en résulte n'est point l'effet primitif d'une modification inflammatoire de la muqueuse. Cependant, admirez la liaison : la bile séjourne un peu, elle s'échauffe, elle se déprave, elle devient un drastique féroce et très-suffisant pour déterminer la phlogose (1). »

(1) Broussais, *Phleg. chron.*, t. 2, p. 571, 5e édit., 1838.

Or, n'est-il pas vrai que le vomitif, surtout lorsqu'il a agi avec efficacité, a déterminé une sécrétion abondante de suc gastrique, de bile, de suc pancréatique; que ces matières ne sont pas rejetées en totalité par le vomissement et séjournent en partie dans le duodénum, dans le jéjunum, en un mot, dans le trajet du canal intestinal, d'où elles ne s'écoulent pas toujours? En veut-on la preuve? Que l'on donne un purgatif à un malade le lendemain ou mieux le surlendemain du jour où il aura pris un vomitif qui aura produit son effet d'une manière marquée, qu'on daigne inspecter les selles, on trouvera une énorme quantité de matières muqueuses, épaisses, et comme membraneuses, et surtout une foule de calculs biliaires ressemblant à du souffre en canon concassé, et ressemblant parfaitement à ces concrétions jaunes que l'on trouve quelquefois dans les voies biliaires des cadavres. Je cite toutes ces substances à l'état solide, et je ne veux pas mentionner celles qui sont à l'état liquide, parce qu'ici on pourrait dire qu'elles viennent d'être sécrétées immédiatement par l'action des purgatifs; je parle des mucosités, de la bile à l'état de densité, parce que, dans ce cas, on est obligé de reconnaître que ces matières séjournaient dans le tube digestif et étaient antérieures à l'ingestion du purgatif. Veut-on faire la contre-épreuve? Qu'on fasse prendre un purgatif de même espèce à un individu qui n'aura pas préalablement subi l'action d'un vomitif: les selles présenteront des mucosités épaisses, quoiqu'en beaucoup moindre quantité, mais on n'y verra pas de calculs biliaires, ou si, par hasard, on en trouve quelques-uns, ce sera en si petite quantité, qu'on ne pourra nullement comparer ce cas avec le précédent. La présence de ces matières étant constatée, on m'accordera qu'elles peuvent, dans certaines circonstances, comme le reconnaît Broussais, déterminer la diarrhée et même l'inflammation.

Je conclus qu'il est toujours utile, et quelquefois indispensable, d'administrer un purgatif le lendemain d'un vomitif, et que c'est le meilleur moyen, dans certaines circonstances, d'éviter la diarrhée, l'inflammation, les sangsues et la mort.

§ V. — *Purgatifs réitérés.*

Les purgatifs sont utiles dans une foule de cas, comme je l'ai dit dans les paragraphes précédens. Les praticiens d'aujourd'hui les prescrivent plus souvent qu'ils ne faisaient à une époque antérieure; les professeurs mêmes les recommandent assez fréquemment, mais ce qu'ils ne disent pas encore, du moins la plupart, et qu'ils diront avant peu, si j'en juge par les progrès qui, depuis sept ans que je suis à Paris, se sont faits vers cette médication des anciens maîtres de l'art, c'est que, pour obtenir de véritables succès, il faut, dans bien des cas, employer des purgatifs énergiques et réitérer les doses.

M. F. Dubois (d'Amiens) nous dit (1), en parlant du traitement de la goutte : « On voit dans les auteurs que des succès ont été obtenus à l'aide des *purgatifs drastiques*, bien que Sydenham se soit élevé contre leur usage. »

En effet, Sydenham (2) avance ces propositions :

(1) *Pathologie générale*, t. 2, p. 419.

(2) *Traité de la goutte*, art. 832, *Encyclopédie des sciences médicales*, p. 268.

Effets des purgatifs dans le traitement de la goutte.

« Quelque pernicieuse que soit la méthode de purger dans cette maladie, elle n'a pas laissé de *donner beaucoup de réputation* à certains empiriques qui faisaient un grand secret du purgatif dont ils se servaient. Il est vrai que, durant la purgation, le malade ne souffre point, ou souffre très-légèrement, et que, si on peut la continuer pendant plusieurs jours sans qu'il survienne un nouvel accès, le malade sera délivré de l'accès présent; mais il paiera chèrement dans la suite ce petit avantage par les désordres que causera l'agitation des humeurs. »

Il semble que Sydenham, en réprouvant la purgation dans le traitement de la goutte, ait été sous l'influence de la prévention dont les hommes du plus grand mérite ne sont pas toujours à l'abri. En effet, il avoue que certains empiriques se firent beaucoup de réputation en traitant par les purgatifs; que les malades, en se purgeant pendant plusieurs jours, non-seulement ne souffrent pas ou souffrent très-légèrement, mais encore peuvent se délivrer de leur accès présent, et puis il ajoute qu'ils paieront chèrement dans la suite ce petit avantage par le désordre que causera l'agitation des humeurs.

Malgré tout le respect qui est dû aux opinions d'un observateur aussi exact, aussi judicieux que le grand Sydenham, j'ajoute foi aux assertions des auteurs dont parle M. F. Dubois (d'Amiens), avec d'autant plus de propension que j'ai connu, à l'île Maurice, des personnes qui, en faisant usage de purgatifs drastiques, étaient parvenues à éloigner considérablement l'époque du retour des accès de goutte, et à les rendre beaucoup plus supportables. Ne pourrait-on supposer, sans passer pour ridicule, que si Sydenham lui-même s'était soumis à ce traitement, il n'aurait peut-être pas éprouvé de si vives et de si fréquentes douleurs de goutte qu'il garda pendant trente ans?

Effets des purgatifs dans le traitement des maladies de la peau, dans la chorée, dans l'hydropisie.

« Dans les maladies de la peau non aiguës, non fébriles, le traitement consiste encore dans des médications perturbatrices ou révulsives ; enfin, et très-souvent, dans des médications empiriques, médications, après tout, qui ne sont pas les plus mauvaises. Chacun sait, en effet, que les antiphlogistiques ne sont que d'une médiocre utilité ; les émissions sanguines ne sont aujourd'hui considérées par les bons esprits que comme accessoires dans les maladies de la peau. Les *purgatifs* sont souvent très-utiles en déterminant une dérivation *énergique* et *soutenue ;* ce sont des effets révulsifs auxquels il faut en appeler dans beaucoup de cas (1). »

On lit, dans un mémoire de M. le professeur Breschet, sur l'emploi de l'émétique à haute dose associé aux *purgatifs drastiques* dans le traitement de la chorée, trois cas de cette maladie dans lesquels les symptômes ont diminué progressivement à mesure que l'émétique était administré.

Nous avons vu que Sydenham n'approuvait pas les purgatifs dans le traitement de la goutte ; il n'en est pas de même dans celui de l'hydropisie. Que cette maladie soit active, due à la pléthore ou à une suppression de transpiration, comme cela est assez fréquent, au rapport de M. Fodéré, « des hommes robustes exposés, après des marches forcées, à des causes capables de supprimer brusquement la trans-

(1) *Pathologie générale*, p. 539, Paris, 1837, par F. Dubois, professeur agrégé de la Faculté de Médecine.

piration, tombent tout-à-coup, dit ce médecin, dans l'hydropisie. J'ai vu plusieurs cas pareils, après le passage du mont Cenis, pendant l'hiver... Quelques individus étaient devenus enflés après le passage des rivières ; un beau grenadier, entre autres, qui avait passé à gué la rivière du Tagliamento, étant tout en sueur, devint enflé partout comme un tonneau (1). » Que cette maladie soit passive, suite de l'oblitération des veines, comme l'ont prouvé les belles et nombreuses recherches de M. le professeur Bouillaud, publiées en 1823, ou de toute autre lésion organique, ou d'un état atonique général, comme le pensent M. le professeur Andral et beaucoup d'autres médecins ; en un mot, n'importent la cause, la nature, l'étendue de l'hydropisie, il est certain que tous les médecins s'accordent sur la nécessité de satisfaire à deux indications : la première, d'évacuer les eaux contenues dans l'abdomen et dans les autres parties ; la seconde, de prévenir un nouvel épanchement de sérosité. Je n'ai à m'occuper que de la première. On peut remplir cette indication par une opération chirurgicale, mais on ne doit avoir recours à ce moyen, qu'après avoir mis en œuvre les agens de la thérapeutique médicale, qui sont les évacuations sanguines (chez les sujets sanguins et pléthoriques), les purgatifs, les diurétiques, les sudorifiques, les vésicatoires. Tous ces moyens, quoique différens par leur action, produisent cependant le même effet ; ils occasionnent un dégorgement plus ou moins prononcé du système circulatoire, et ce dégorgement favorise la résorption du liquide épanché, ainsi qu'il est démontré par l'observation clini-

(1) *Dictionnaire* en 15 vol., t. 10, p. 194.

que et par les expériences sur les animaux vivans. Dans un article du Dictionnaire (1), rédigé par M. le professeur Bouillaud, nous lisons un passage bien propre à inspirer de la confiance pour le traitement par les purgatifs. « Depuis long-temps la puissance des purgatifs, dans les cas qui nous occupent, a été reconnue, et se trouve, en quelque sorte, attestée par l'expression d'hydragogues qu'ils ont reçue. L'épidémie de choléra, qui nous a décimés, aurait achevé de mettre hors de doute cette puissance, s'il en eût été besoin. En effet, on a vu disparaître des hydropisies jusque-là rebelles, chez des individus que des évacuations intestinales énormes avaient exténués : c'est ici un nouveau fait à l'appui de la loi de balancement des diverses sécrétions analogues ou congénères. » Voici l'opinion de Sydenham : « La première indication se remplit par les purgatifs et les diurétiques. Quant aux purgatifs, il faut bien observer que ceux qui agissent faiblement sont plus nuisibles qu'utiles dans toutes sortes d'hydropisies; car, comme ils remuent les humeurs sans les évacuer, qu'ils agitent le sang et l'affaiblissent, ils ne produisent d'autre effet sur l'enflure que de l'augmenter encore, particulièrement celle des pieds; ainsi les purgatifs *violens* et *hydragogues* sont, en général, les meilleurs dans l'hydropisie..... Lorsqu'on emploie les purgatifs dans l'hydropisie, il est extrêmement important de vider les eaux le plus promptement que l'on peut, eu égard aux forces du malade,
Sydenham. c'est-à-dire qu'*il faut purger tous les jours*, à moins que la trop grande faiblesse du malade, ou l'opération trop violente d'une purgation, n'oblige quelquefois

(1) *Dictionnaire* en 15 vol., p. 199, art. *Hydropisie*.

de mettre un ou deux jours d'intervalle entre les autres; car, si on ne les réitère que de loin en loin, elles auront beau évacuer abondamment, elles n'empêcheront pas un nouvel amas d'eau, et on perdra par ces délais tout le fruit qu'elles auront produit. D'ailleurs, si on laisse long-temps séjourner la sérosité épanchée dans l'abdomen, il est à craindre qu'elle n'affecte les viscères par l'altération qu'elle contractera, et il faut remarquer aussi que les purgations précédentes, l'ayant mise en mouvement, elle se trouve par là beaucoup plus propre à agir sur les viscères que si on l'avait laissée en repos. Cette raison, et les autres que j'ai rapportées ci-dessus, montrent qu'on doit évacuer les eaux des hydropiques le plus promptement qu'il est possible, et *continuer les purgatifs jusqu'à ce qu'il ne reste du tout plus d'enflure* (1). »

C'est d'après ces préceptes de Sydenham, suivis de point en point, que j'ai vu guérir, à l'île Maurice, une négresse qui était devenue hydropique à la suite d'une maladie. Cette cure, dans le temps me paraissait miraculeuse; aujourd'hui elle ne m'étonnerait pas autant; je m'empresserais de la provoquer par un traitement convenable; car l'hydropisie survenant à la suite d'une autre maladie peut, dans certaines circonstances, être cause de mort subite. Stoll a écrit (2) : « Plusieurs malades mouraient subitement, lorsqu'ils *relevaient d'une fièvre aiguë*, et qu'ils avaient les jambes encore enflées, s'ils se livraient

---

(1) Sydenham, *Traité de l'hydropisie*, *Encyclopédie des sciences médicales*, p. 290.

(2) *Médecine pratique*, *Encycl. des sciences médicales*, p. 310.

trop au sommeil; l'eau se portait tout-à-coup des parties inférieures vers le cerveau. Quelques-uns, devenus hydropiques d'une autre manière, périssaient aussi de suffocation subite, si les eaux se jetaient sur la poitrine, ou d'apoplexie, si c'était sur le cerveau. »

L'hydropisie n'est pas la seule maladie que l'on puisse, dans certaines circonstances, faire disparaître sans le secours d'une opération chirurgicale; les abcès sont aussi dans ce cas. Il n'est pas rare de voir les bons habitans des colonies guérir, par des purgatifs, les noirs atteints de ces affections. On trouve d'ailleurs dans les auteurs, et les professeurs nous citent un assez grand nombre d'exemples de résorption du pus des abcès, rapidement opérée, à la suite de diarrhées abondantes survenues tout-à-coup, de sécrétions urinaires subitement augmentées, de sueurs copieuses, etc. Ce mode de guérison des collections purulentes est incontestablement le plus avantageux, puisque les malades sont soustraits à la douleur de l'opération ou de l'ouverture spontanée, et qu'ils ne sont pas exposés aux chances de la suppuration.

Dupuytren recommandait la médication révulsive, afin de déterminer l'absorption du pus des abcès.

Aussi, un de nos plus illustres chirurgiens a dit à ce sujet : « Ce que l'organisation a quelquefois spontanément opéré, l'art s'est à son tour efforcé de le provoquer. C'est ainsi que des *purgatifs drastiques*, des diurétiques plus ou moins actifs, des sudorifiques doués d'une puissante énergie, ont été administrés, afin de déterminer l'absorption du pus des abcès...... *La médication révulsive ne doit pas être rejetée*, puisqu'elle peut produire d'heureux résultats; mais on ne saurait procéder avec trop de précaution et de prudence à son emploi, etc. (1). »

Il est encore d'autres dépôts que l'on peut prévenir par les purgatifs, tels que ceux qui arrivent à la suite des varioles, et des autres fièvre contagieuses et putrides, etc., etc.

« La purgation douce et *suffisamment répétée* est le plus sûr moyen qu'on puisse employer pour prévenir les dépôts dont on est menacé dans des fièvres colliquatives (2). »

Dans la fièvre secondaire de la variole confluente, Huxham assure que rien ne lui a mieux réussi que les *purgatifs réitérés*, en y ajoutant, dans le besoin, le calomélas, et donnant de temps en temps des narcotiques. Il dit avoir éprouvé cette méthode sur ses propres enfans et sur plusieurs autres malades, et qu'elle est presque la seule qui réussisse (3).

Bons effets des purgatifs dans le traitement de la fièvre secondaire de la petite vérole confluente.

L'expérience de plusieurs autres grands médecins apprend que, lorsque la fièvre secondaire de la petite vérole confluente est accompagnée de redoutables symptômes qui la rendent si dangereuse, ce qui arrive d'ordinaire le quatorzième jour de la maladie, c'est-à-dire à peu près le onzième depuis l'éruption, rien n'est si utile que de purger. On peut voir là-dessus Freind (4). On trouve aussi (5) une lettre de M. Normand, médecin, dans laquelle il prouve que la purgation est alors la seule ressource.

---

(1) Dupuytren, *Dictionnaire* en 15 vol., t. 1, p. 30.

(2) *Mémoires de l'Académie royale de chirurgie*, *Encyclopédie des sciences médicales*, p. 160.

(3) Huxham, *Traité de acere et morb. epid.*, p. 37. *Trans. phil.*, n° 390.

(4) *Epist. de purgant.*

(5) *Mercure suisse*, décembre 1742.

M. le professeur Cruveilhier s'exprime ainsi (1): « Quel traitement opposer à cette infection purulente? Jusqu'à ce moment, l'observation est muette à cet égard; la théorie semblait indiquer l'emploi des toniques diffusibles ou fixes..... des purgatifs et surtout des vomitifs..... Mais tout a échoué en mes mains, comme en celles de tous les observateurs, et cependant, lorsque, dans les expériences sur les animaux vivans, l'injection des substances putrides dans les veines a été suivie de *selles très-fétides* et *abondantes*, les *animaux* ont, *en général, recouvré la santé*. Un fait fondamental en pathologie, c'est que la plupart des maladies par infection miasmatique portent leur action sur le canal alimentaire, et c'est sans doute cette vérité que voulaient exprimer les anciens lorsqu'ils disaient que le canal intestinal attire le poison fébrile. Je suis *persuadé* que les maladies par infection purulente ne seraient point marquées au cachet de l'incurabilité, que la nature, secondée par l'art, pourrait en triompher dans un grand nombre de cas, si le pus, qui se renouvelle incessamment, ne renouvelait lui-même incessamment l'infection. »

Ne pourrait-on pas répondre que, puisque, dans la fièvre secondaire de la petite vérole confluente, que Sydenham, Huxham et beaucoup de médecins de nos jours regardent comme une maladie causée par l'infection purulente, la guérison a pu être obtenue très-souvent par l'emploi des purgatifs réitérés; puisque les animaux qui ont été soumis à l'injection de substances putrides dans les veines, et qui ont eu des selles très-fétides et abondantes, ont, en général, re-

(1) *Dictionnaire* en 15 vol., art. *Phlébite*, p. 661.

couvré la santé; ne pourrait-on pas répondre, dis-je, qu'on aurait tout lieu d'espérer la guérison des malades atteints d'infection purulente, en provoquant chez eux des selles abondantes et fréquentes, c'est-à-dire en les purgeant d'une manière suffisante? Si l'on se contente d'administrer deux ou trois purgatifs lorsqu'il en faudrait une douzaine, une vingtaine, il n'est pas étonnant qu'on soit si malheureux dans le traitement de cette maladie. N'est-ce pas en agissant avec persévérance, par la médication purgative, que M. de Larroque, à l'hôpital Neker, sauve plus de malades affectés de la fièvre typhoïde qu'on n'en guérit ailleurs?

L'affection typhoïde, d'après plusieurs médecins dont je crois devoir adopter l'opinion, n'est qu'un degré plus ou moins prononcé du typhus, de cette maladie qui consiste dans un empoisonnement miasmatique qui a lieu ordinairement au sein des grands rassemblemens d'hommes, dont les exhalations s'altèrent d'autant plus que l'espace où ils se trouvent est plus resserré, et que l'air y est moins renouvelé. Si ces hommes sont, outre cela, dans des conditions fâcheuses de misère, de chagrin, de fatigue, de saleté, s'ils n'usent que d'alimens ou boissons de mauvaise qualité, etc., ils ne sont que plus disposés à contracter une maladie qui, ainsi formée, peut se propager par contagion, comme le choléra. Chaque malade peut devenir un petit foyer d'infection assez énergique pour communiquer la maladie aux individus sains qui l'approchent: c'est ce que l'on voit dans les camps, les hôpitaux, les prisons, etc. (1) Lorsque les Typhus.

(1) V. J.-T. Hildenbrand, *Du thyphus contagieux*, traduit par J.-C. Gasc; Paris, 1811.

causes sont moins énergiques, elles produisent des effets beaucoup moindres, mais analogues. La plupart des malades, atteints de l'affection typhoïde, dans les hôpitaux de Paris, sont des ouvriers fatigués, mal nourris, et qui couchent plusieurs dans une même petite chambre où les règles de l'hygiène ne sont guère observées. Je crois, comme beaucoup de médecins, que, dans cette maladie, le sang est altéré; que dès lors tous les produits de sécrétion sont également altérés; que ces produits, séjournant dans le tube digestif, les uns peuvent être résorbés et accroître les phénomènes généraux, et que les autres peuvent produire secondairement une inflammation qui amène à son tour la suppuration qui devient la source de l'infection purulente, et très-souvent la cause de la mort. D'après toutes ces considérations, confirmées par l'observation et par l'anatomie pathologique, je pense que les *purgatifs réitérés* constituent le meilleur traitement et le plus rationnel, puisqu'ils empêchent le séjour des matières dans les intestins, et par conséquent tous les désordres qui en sont la suite. Voilà ce que je croyais et que je pratiquais avant d'avoir étudié la médecine; voilà ce que je crois plus que jamais, et que je pratiquerai avec plus de connaissance de cause, après avoir suivi les cours de la Faculté et les cliniques des hôpitaux.

M. le docteur Gendrin traite le typhus de la manière suivante:

Traitement du typhus par M. Gendrin.

Il fait saigner, si le malade présente des symptômes de congestion, d'inflammation ou de pléthore; il fait vomir et purger, s'il y a des symptômes de l'état saburral; il prescrit le musc à la dose de 10, 15, 20 et 24 grains dans les cas de phénomènes nerveux; il fait un grand usage des affusions froides sur la tête et sur le corps, pendant cinq minutes de durée plus ou moins; si la réaction est trop forte, il ordonne une émission sanguine; si elle est trop faible, il a recours aux toniques; si les forces menacent de s'éteindre, il les relève par de larges vésicatoires appliqués aux parties internes des cuisses. Les malades boivent tous les jours une assez grande quantité de tisane citrique édulcorée, et un peu de bouillon, et ils prennent des lavemens; ils guérissent en général. Il est vrai qu'ils ont des selles journalières, favorisées probablement par les boissons et par les lavemens, ce qui remplace, jusqu'à un certain point, les laxatifs, que je crois presque indispensables pour éviter les résultats fâcheux du séjour des matières dans le canal intestinal.

Trois cas de typhus traités avec succès par les purgatifs drastiques.

Au mois de mars 1825, à l'île Maurice, une jeune demoiselle de mes parentes eut une affection typhoïde bien prononcée. Le souvenir des symptômes qu'elle présentait ne s'effacera jamais de ma mémoire : stupeur, congestion faciale, décubitus sur le dos, prostration extrême; les lèvres, les dents, la langue beaucoup plus noires qu'on ne les observe en général à Paris, dans cette maladie, un peu de douleur dans l'abdomen, peau très-chaude et sèche, pouls donnant de quatre-vingt-seize à cent pulsations comptées avec une montre à secondes; quant aux pétéchies, je ne savais pas les observer à cette époque. Je lui administrai, pendant dix-neuf jours, des vomitifs et des purgatifs drastiques. Un jour un vomitif, et les deux jours suivans des purgatifs, et cela sans interruption pendant les dix-neuf jours. La malade recevait un lavement tous les jours; elle prenait deux tasses de bouillon, et elle buvait de l'eau et du vin, et de l'eau sucrée. Elle se rétablit très-bien, et acquit, peu de temps après, une santé des plus florissantes. Pendant le cours de la maladie de cette demoiselle, sa sœur tomba malade; mêmes symptômes; même traitement pendant douze jours de suite : guérison. A peu près en même temps, le petit frère éprouve les mêmes symptômes, probablement par l'effet de la contagion; les phénomènes cérébraux sont plus prononcés, il y a du délire; même traitement pendant huit jours de suite: guérison parfaite.

Mon ami, le docteur Coignet, fut témoin de ces faits; nous en avons parlé souvent à Paris, et nous étions d'accords sur la réalité des symptômes d'affection typhoïde grave dont mes malades avaient été atteints.

Traitement du typhus par M. De Larroque.

Ces observations sont pour moi d'une valeur bien grande; elles n'en auront probablement pas pour bien des médecins; mais ce qui aura du prix à leurs yeux, ce sont les faits observés journellement dans le service de M. De Larroque, à l'hôpital Necker. Cet honorable médecin a recours à un ou plusieurs vomitifs. Après avoir ainsi débuté dans son traitement, il se hâte d'administrer l'eau de Sedlitz ou tout autre laxatif, et il insiste dans son emploi jusqu'au moment où la maladie est vaincue. Si quelquefois il lui arrive d'interrompre l'administration de l'évacuant, c'est lorsque les déjections ont été excessives et ont visiblement fatigué les malades; il en est, par exemple, qui ont jusqu'à quarante et cinquante selles dans les vingt-quatre heures. Eh bien! ce praticien interrompt le purgatif pendant un jour, rarement pendant deux. Dès que l'affection est heureusement arrivée à son terme, il s'occupe à relever les forces, toujours plus ou moins épuisées, au moyen de l'infusion d'angélique, de quinquina, de vin pur, d'une bonne alimentation, de promenades au grand air, etc.

Telle est en substance la méthode curative employée par M. De Larroque, qui a présenté à l'Académie une centaine d'observations sur lesquelles les commissaires, par l'organe de M. le professeur Andral, ont fait un rapport très-favorable; méthode dont la bonté est confirmée par plusieurs centaines d'autres observations, et que tout le monde peut vérifier de ses propres yeux, à l'hôpital Necker (1).

Il y a là de quoi se rassurer sur les suites des évacuations provoquées et même de celles qui ont lieu spontanément. De même que l'on voit des hémorrhagies spontanées qu'il serait dangereux d'arrêter par *force*, et qui exigent, au contraire, pour disparaître sans danger, qu'on pratique des émissions sanguines; « arrêter par force les hémorrhagies du nez, c'est s'exposer aux convulsions : la saignée en délivre » (2); de même les évacuations spontanées séreuses, bilieuses, ne doivent pas toujours être arrêtées, mais quelquefois favorisées par les purgatifs : c'est ce que ne font pas beaucoup de médecins, et, en cela, je crois qu'ils ont tort. Je pourrais citer un grand nombre de mes observations à l'appui de mes propositions; mais il est plus convenable que je les justifie par des autorités auxquelles on tend aujourd'hui à rendre toute la considération qu'elles méri-

Les évacuations séreuses, bilieuses, ne doivent pas toujours être arrêtées.

(1) Voyez le Mémoire de ce médecin sur la fièvre typhoïde, Paris, 1839.

(2) Hippocrate, *Coaques*, liv. 2, chap. 13; *Encyclopédie des sciences médicales*, p. 516.

tent. Stoll (1) nous parle d'un malade qui avait une diarrhée bilieuse dont la suppression, par les toniques, le jetait dans un délire affreux qui ne disparaissait que par l'administration d'un purgatif. Les nourrices ne savent-elles pas que le cours de ventre est favorable aux enfans qui font leurs dents, et qu'il serait imprudent de chercher à le supprimer? Hippocrate n'a-t-il pas dit : Lorsque, durant que les enfans poussent leurs dents, le ventre coule *copieusement*, ils ont moins de convulsions que quand le ventre ne va guère. Lorsqu'il y a un flux de pituite au gosier, le ventre, en coulant *abondamment*, dissipe les toux sèches, etc. » (2).

Les évacuans reconnus préférables aux saignées, dans les hôpitaux d'Alger et de Bone.

J'aurais encore bien des choses à dire sur l'utilité des évacuans; mais je dois me hâter d'arriver au dernier paragraphe de ce chapitre. Je me contenterai d'indiquer une dissertation très-intéressante sur l'importance des évacuans dans la cure des plaies, par Lombard, Strasbourg, 1783; et je terminerai par une note, extraite de la *Gazette médicale*, du 12 mai 1838, sur les maladies observées en Afrique et sur leur traitement, par Worms : « M. Worms donne à l'Académie de médecine (séance du 3 mai, présidence de M. Moreau) communication d'un mémoire dont il n'achève pas la lecture. Tout ce que nous avons saisi, c'est qu'élevé dans les principes de l'école du Val-de-Grâce, il a porté ces principes dans les hôpitaux d'Alger et de Bone, et que les résultats ont été si malheureux qu'il a ouvert les yeux; il a changé de méthode, et il a vu la mortalité diminuer

(1) *Médecine pratique*, *Encycl. des sciences*, p. 113.

(2) Hippocrate, *Traité de la dentition*, *Encyclop. des sciences médicales*, p. 614.

si rapidement et si constamment dans son service, qu'il a abjuré pour jamais ses erreurs. »

Comme je prévois une objection de la part des médecins qui n'admettent pas la contagion du choléra, je demande la permission d'y répondre, avant de continuer mon sujet.

Au mois de novembre 1819, nul symptôme de choléra n'existait à l'île Maurice. Vers le milieu du même mois, arrive sur rade la frégate anglaise *la Topaze*, venant d'un port indien où sévissait le choléra; on jette à la mer, pendant sa traversée, des cadavres de matelots morts de cette maladie. A l'arrivée du bâtiment, il y avait encore des malades à bord; on permet de les débarquer pour les transporter à l'hôpital. *Les premiers noirs qui ont communiqué avec la frégate*, ceux qui ont aidé à descendre les malades, sont frappés du choléra; la maladie s'étend dans la ville de Port-Louis et dans plusieurs quartiers de l'île, *les communications restant libres*. Un noir, venant du port, et se rendant à l'extrémité orientale du quartier du Flacq, ne peut continuer sa route; il tombe au bout de l'allée de l'habitation Feuilherade. Le propriétaire, homme plein d'humanité, averti de cet événement, envoie quatre noirs pour relever le malade et le transporter dans son propre hôpital : *les quatre noirs qui ont secouru le cholérique tombent les premiers*, et des uns aux autres la maladie se répand dans l'habitation, et emporte quarante individus. Je pourrais citer beaucoup d'autres cas semblables; mais je me contente de mentionner ceux dont j'ai été témoin. Tous les raisonnemens, toute l'érudition du monde, toutes les observations prétendues contradictoires ne peuvent dé-

Preuve incontestable de la contagion du choléra.

truire un fait, et un seul fait *bien constaté* est suffisant pour établir une vérité.

Le choléra est, suivant moi, contagieux et épidémique, comme bien d'autres maladies. Ce n'est pas à dire pour cela que toute personne qui approchera, qui touchera un cholérique, devra nécessairement prendre la maladie; non, il faut, pour que la contagion se manifeste, que les conditions extrêmement variables du malade et des assistans soient dans de certains rapports. La propagation paraît aussi dépendre du degré d'intensité de la maladie, qui s'accroît au milieu d'un grand rassemblement de malades qui forment alors un foyer d'infection, point de départ des miasmes qui, en infectant l'air de l'atmosphère, constituent les causes de l'épidémie : de là, le danger d'entasser des individus atteints d'une maladie contagieuse. D'ailleurs, il faut également, pour que la propagation ait lieu, qu'elle soit favorisée par les influences atmosphériques auxquelles elle semble subordonnée; car, s'il n'en était ainsi, on n'observerait pas la suspension, ou la fin des épidémies, à certaines époques de l'année, et elles se perpétueraient tant qu'il resterait des victimes, etc. Il me semble que si l'on voulait réfléchir sur toutes ces considérations, sans prévention, sans le désir de faire prévaloir certaines idées plutôt que d'autres, la doctrine des contagions, sur laquelle on est aujourd'hui si divisé d'opinion, deviendrait facile à concevoir. Pour moi, je prendrai la liberté de dire aux médecins : Si vous entendez par maladie contagieuse toute maladie dont la cause, quelle qu'elle soit, peut être transportée d'un lieu dans un autre par des êtres vivans ou des objets; dont la même cause, mise en rapport avec des personnes saines, peut déterminer chez elles le développement de la même maladie; que la mise en rapport ait eu lieu, soit par le contact immédiat (la personne saine touchant le malade), soit par le contact médiat (l'air ou un objet étant interposés entre le malade et la personne saine, et servant de véhicules aux miasmes qui, sortis de la bouche ou des pores du malade, iront affecter la personne saine qui respirera cet air ou touchera cet objet); si c'est bien là ce que vous appelez une maladie contagieuse, si vous m'accordez qu'un seul fait *bien constaté* est suffisant pour établir l'existence de la contagion, vous devez reconnaître que le choléra est contagieux, puisque le fait a été constaté, sur un rocher isolé au milieu de l'océan indien, plus facilement que vous ne pouvez le faire en Europe, au milieu d'immenses populations répandues sur un territoire qui a des rapports de continuité avec l'Asie, comme l'Asie en a avec l'Afrique au moyen de l'isthme de Suez.

Il me semble qu'il existe assez de faits positifs pour conclure que le choléra, le typhus, la fièvre jaune et la peste sont des maladies contagieuses et épidémiques. Tous les prétendus faits contradictoires que l'on cite tous les jours ne sont que des faits négatifs qui ne prouvent rien. Il est certain que les cordons sanitaires, les quarantaines, etc., n'empêcheront pas toujours la propagation des maladies contagieuses et épidémiques. Mais faut-il y renoncer pour cela? Savans du siècle qui donnez des conseils aux gouvernemens, prenez garde, vous n'êtes pas infaillibles; craignez que les malédictions des populations ne retombent un jour sur vos têtes! Conseillerez-vous d'anéantir les fortifications d'une place de guerre, parce qu'elles ne l'empêchent pas toujours d'être prise d'assaut? Conseillerez-vous de licencier les armées, parce qu'elles n'empêchent pas toujours l'ennemi de venir fouler le sol de la patrie?

La peste est contagieuse.

Il y a quelques jours (avril 1840) qu'un médecin de mérite, qui a passé quelques années en Égypte, où il occupait un poste important dans les hôpitaux, a fait une leçon dans l'amphithéâtre de M. Lisfranc, et d'après l'invitation de ce professeur, dans le but de prouver que la peste n'est pas contagieuse, et qu'elle n'est qu'épidémique. La question était, comme on le voit, de la plus haute importance, car elle tendrait à prouver non-seulement l'inutilité des quarantaines et de beaucoup d'autres moyens préservatifs, mais encore à répandre dans la société une sécurité fatale, suivant moi.

Je m'attendais à entendre l'orateur exposer, sur la non-contagion de la peste, une foule de preuves irréfragables qui ébranleraient ma conviction, il n'en a pas été ainsi.

Je n'ai besoin que de parler d'un fait qui, suivant l'auteur, est une preuve qui domine toutes les autres, et qui a paru faire impression sur l'esprit d'un grand nombre d'auditeurs; l'effet que j'en ai éprouvé a été tout différent, car je le regarde plutôt comme favorable à l'opinion des contagionistes; le voici :

« La peste sévissait avec force dans une grande « ville d'Egypte, et les habitans d'une ville *très-voi-* « *sine* ne cessaient, malgré la présence du fléau, de « se rendre tous les jours, par centaines, dans cette « grande ville, pour y faire leurs affaires, et re- « tournaient le même jour chez eux. Aucun de ces « habitans ne prit la maladie, qui ne se manifesta « pas non plus dans cette ville *très-voisine*. »

« Croyez-vous, dit ce médecin dans cette séance,

« qu'il en aurait été ainsi, si la peste était véritablement contagieuse ? »

Pourquoi pas ? peut-on répondre : les habitans de la ville très-voisine ne se mettaient en rapport, dans la ville infestée, qu'avec les personnes bien portantes qui se trouvaient dans les rues, dans les bazars, dans les magasins ou dans les ateliers, alors qu'ils n'approchaient pas les malades qui étaient dans leurs chambres ou dans les hôpitaux. Les auraient-ils même approchés et touchés, sans prendre la maladie, toutes ces circonstances ne prouvent et ne prouveraient que ceci, savoir : qu'on peut quelquefois visiter *impunément* les lieux où règne la peste, et même toucher les pestiférés ; mais la non-contagion de la peste ne se trouve pas prouvée par là.

Si de ce que les visiteurs du voisinage n'ont pas été atteints de la peste, malgré qu'ils aient respiré l'air de la ville infectée, si de ce que la maladie n'a pas éclaté dans la ville *voisine*, malgré la continuation des rapports de ses habitans avec la ville désolée par le fléau ; si de ces deux faits négatifs vous déduisez la preuve de la nature non-contagieuse de la peste, pourquoi (remarquez bien ceci) n'en déduirais-je pas aussi la preuve de sa nature non épidémique ? ce qui serait absurde de ma part.

La variole, la rougeole sont des maladies essentiellement contagieuses et épidémiques, aucun médecin n'en doute ; cependant nous voyons tous les jours, dans les hôpitaux de Paris, une foule de médecins et d'élèves en médecine parcourir les salles où sont couchés des individus affectés de ces maladies, les toucher, manier les draps, les couvertures de leurs lits, respirer, pendant quelques minutes, l'air qui les environne, et il est excessivement rare

9

que ces médecins, que ces élèves en médecine soient atteints de ces maladies. Faudrait-il en conclure que la variole, que la rougeole ne sont pas contagieuses et épidémiques ?

Si j'avais le temps de compulser toutes les observations qui ont été écrites sur la peste, je ne doute pas que je ne finisse par trouver un fait, ou même plusieurs faits qui prouveraient, aussi clairement que celui que j'ai mentionné pour le choléra, que la peste, comme cette dernière maladie, comme le typhus, comme la fièvre jaune, est contagieuse et épidémique.

Est-il prudent de cacher aux familles la connaissance de la nature contagieuse des maladies ?

Il est des personnes qui pensent qu'il est imprudent de dire que ces maladies sont contagieuses, parce que la crainte qu'inspire cette opinion peut faire beaucoup de mal.

Je demande s'il est plus sage de laisser ses semblables s'exposer à un danger qu'ils peuvent éviter, dans bien des circonstances, par la propreté, par le renouvellement de l'air, et par d'autres soins hygiéniques ?

Direz-vous à une mère qui sera en proie au plus violent désespoir, en voyant le cadavre de son enfant qu'on vient de retirer d'un torrent, sur les bords duquel le petit infortuné avait été à jouer pendant quelques minutes avant de s'y précipiter, direz-vous à cette malheureuse mère : « Madame, je ne vous ai pas avertie du danger que courait votre enfant, parce qu'il était tellement rapproché du gouffre, que vous auriez pu, en l'apercevant dans cette position critique, éprouver une commotion morale qui aurait eu probablement les suites les plus funestes pour votre santé ? »

Ne serait-il pas plus convenable d'habituer les esprits aux idées des dangers naturels? aux idées même de la mort? La mort est triste, sans doute, mais elle n'est que triste naturellement. Si elle nous paraît effrayante, c'est parce que, dès l'enfance, on nous en donne de fausses idées, par les descriptions hideuses qu'on nous en fait, et surtout par les appareils lugubres dont on l'environne.

§ VI. — *Bons effets des purgatifs réitérés dans les maladies chroniques.*

Pour guérir les maladies chroniques, il faut renouveler la masse des humeurs.

Jusqu'à présent, je n'ai guère parlé de l'utilité des purgatifs réitérés que dans les maladies aiguës; il est temps que je dise que ces agens thérapeutiques peuvent rendre des services signalés dans les maladies chroniques qui dépendent, en général, d'un état cachectique. On peut, dans ces cas, les manier, les administrer avec d'autant plus d'assurance et de persévérance, que le tube digestif est ordinairement sain; que les malades peuvent prendre des alimens et des boissons qui leur permettent de réparer promptement les pertes occasionnées par cette médication qui, secondée par un régime et par d'autres conditions hygiéniques convenables, donne au médecin l'importante faculté de renouveler la masse des fluides, et de remplacer un état morbide par une santé parfaite. Mes assertions ne sont nullement en contradiction avec l'état actuel de la science, elles sont en harmonie avec les idées d'un grand nombre de nos maîtres anciens et modernes, et j'ose avancer même que leur justesse est confirmée par les expériences, non-seulement d'un grand nombre de médecins, mais peut-être d'une manière plus évidente encore par celles de certaines personnes qui, n'ayant pas étudié la médecine, et par conséquent ne se doutant nullement des dangers qu'elles font courir à leurs malades, dans biens des circonstances, montrent d'autant plus de constance dans l'administration des évacuans, qu'elles ne se trouvent pas arrêtées, comme l'homme de l'art, par des considérations théoriques, ce qui leur procure souvent des succès qui, tôt ou tard, immanquablement, coûteront cher à elles-mêmes ou à leurs malades, mais qui ne doivent pas être perdus pour le médecin qui, loin d'éviter ces personnes avec un dédain doctoral, ferait mieux, à mon avis, de s'en rapprocher, afin de pouvoir constater les véritables conditions dans lesquelles se trouvent les malades traités par ces guérisseurs, comme on les appelle, et de vérifier les expériences que sa conscience ne lui aurait pas permis de tenter lui-même, mais dont il peut profiter dans l'intérêt de l'art et de ses malades. L'expérience, d'ailleurs, est un juge en dernier ressort, et, comme a dit Condillac: « Ce sont des connaissances pratiques qu'il nous faut, et il importe peu que nous nous égarions par des spéculations qui ne sauraient influer dans notre conduite. » Je dis que mes assertions ne sont nullement en contradiction avec l'état actuel de la science; en effet, n'admet-on pas que, dans les cachexies syphilitique, scrofuleuse, cancéreuse, le sang est vicié, et que, par conséquent, toutes les humeurs sont altérées, puisqu'elles proviennent toutes du sang, et qu'une source étant empoisonnée, le liquide qui en provient doit être également empoisonné? Voilà donc un fait (l'altération des humeurs), qui a été professé par Hippocrate et par une foule de grands médecins de son école, qui a été méconnu par quelques modernes; mais qui, pour l'honneur de la science et le bonheur de l'humanité, reparaît triomphant parmi les contemporains, et vient faire modifier les théories médicales : car, s'il est vrai, comme l'a dit Bichat, que toute théorie reflue sur la pratique, l'humorisme régénéré est destiné à opérer quelques réformes dans la manière de traiter les maladies. Cette réforme est déjà commencée ; mais, j'ose le dire, la thérapeutique est encore bien loin du degré de perfection qu'elle doit atteindre. Je ne peux, à ce sujet, partager l'opinion de MM. Andral et Forget, qui nous disent (1) : « Malgré les révolutions des théories, la pratique reste la même pour tous les praticiens expérimentés ; il n'y a de différences que dans l'explication du mode d'action des remèdes reconnus efficaces. On saignait jadis pour évacuer avec le sang les principes viciés qu'il contenait ; on saigne aujourd'hui pour prévenir ou combattre l'inflammation ; on purgeait autrefois pour expulser les saburres, on purge actuellement pour opérer une dérivation. Ainsi, les grandes méthodes thérapeutiques restent debout, quelles que soient les vicissitudes des systêmes.

Saigner pour prévenir et combattre l'inflammation, c'est très-bien ; il est certain qu'il faut saigner dans bien des circonstances, et quelquefois même très-abondamment, comme je l'ai dit au chapitre où je traite de l'utilité des émissions sanguines ; mais saigner pour évacuer avec le sang les principes viciés qu'il contient ! Excusez-moi si je vous dis que, généralement, vous ne pouvez pas aller bien loin sans abattre les forces et mettre votre malade en

---

(1) *Dictionnaire* en 15 vol., art. *Sang*, p. 501.

danger de perdre la vie. Croyez-vous pouvoir guérir, par des saignées, la syphilis, les scrofules, la phthisie? M. le docteur L.-Ch. Roche, dans son article PHTHISIE (1) nous dit : « Ne se pourrait-il pas, cependant, que, dans quelques cas, en provoquant une absorption plus rapide, et en accélérant, par suite, le travail général de composition et décomposition, la saignée favorisât la recomposition du sang et de la nutrition générale? » Oui; mais il ne faut pas oublier qu'il est une partie dans le sang qui se répare lentement, difficilement, surtout chez les sujets déjà affaiblis par la maladie, comme le reconnaissent aujourd'hui presque tous les médecins, et entre autres Richerand dans sa *Physiologie* (2).

Vous nous dites qu'on purgeait autrefois pour expulser les saburres, et qu'on purge actuellement pour opérer une dérivation; ce traitement est certainement très-rationnel, employé dans ce double but, mais il peut et doit être mis en usage pour obtenir de bien plus importans effets que la simple dérivation, je veux dire pour obtenir la recomposition du sang, comme M. le docteur Roche espérerait en vain pouvoir l'obtenir par les saignées; je veux dire pour obtenir le renouvellement des fluides, condition sans laquelle il n'y aura pas de retour à la santé.

Opinion de Sydenham.

Le grand Sydenham, dont l'autorité grandira encore avec les progrès de la saine thérapeutique, a fort bien dit aux médecins : « Comme la cause de la plupart des maladies chroniques a passé en habitude, qu'elle est devenue, pour ainsi dire, une seconde nature, il n'y aurait pas de bons sens à croire qu'un

(1) *Dictionnaire* en 15 vol., p. 58.

(2) Pages 450 et suivantes.

changement léger et momentané produit dans l'état du sang ou des humeurs, par les remèdes ou le régime, pût suffire pour la guérison. Il faut pour cet effet, renouveler la masse des humeurs, et en quelque façon, toute la machine (1). »

Bordeu, au rapport de M. F. Dubois, d'Amiens (2), avait parfaitement senti que, dans la maladie scrofuleuse, toute la constitution était matériellement altérée; qu'il y avait cachexie et maladie *totius substantiæ.* « Il ne faut rien moins, dit-il, pour guérir un écrouelleux décidé, que changer *entièrement* sa constitution, ou donner une nouvelle tournure à son tempérament; il serait inutile, poursuit-il, de s'attacher uniquement aux symptômes, il est important d'aller droit à la cause. » Bordeu regardait donc les écrouelles comme dues à un vice de la nutrition; il les attribuait à une maladie générale du suc nourricier. Opinion de Bordeu.

Je pense donc comme de respectables maîtres, quand je dis que, pour guérir des maladies chroniques, des états cachectiques, il faut renouveler la masse des humeurs. Dans l'intention d'arriver à ce but si désirable, on nous dit bien : « Faites respirer à votre malade un air pur, prescrivez-lui un régime tonique, en un mot, soumettez-le à un traitement hygiénique. » C'est fort bien, le traitement hygiénique est très-important, indispensable, suffisant même pour quelques individus; mais, en général, il ne doit pas faire renoncer au traitement pharmaceutique.

Si l'expérience médicale a prouvé que l'emploi de

(1) Sydenham, *Traité de la goutte*, *Encyclopédie des sciences medicales*, p. 273.

(2) *Pathologie générale*, t. 1, p. 551.

certains agens apporte des modifications favorables dans le cours des maladies chroniques, il est du devoir du médecin d'y recourir, et de faire coïncider leurs effets avec ceux du traitement hygiénique. J'ai la conviction que cette heureuse alliance ferait éviter bien des dégénérescences des tissus organiques, bien des abcès froids, bien des tumeurs blanches, qu'elle soustrairait plus d'un malade à un traitement sans fin et si souvent inutile, puisqu'il n'aboutit fréquemment qu'à des amputations de membres et à la mort; je pense, enfin, qu'elle nous permettrait alors de nous écrier, avec M. le professeur Lisfranc: « Si la chirurgie est belle quand elle guérit en opérant, elle est bien plus brillante quand elle fait disparaître la maladie, sans provoquer la douleur et sans répandre le sang! »

Les moyens à employer, les auteurs nous les indiquent. Je trouve dans la *Pathologie générale* de M. F. Dubois (1): « Les purgatifs ont été vantés par beaucoup de médecins, dans le traitement de la cachexie scrofuleuse; il en est qui ne veulent pas administrer un remède, quel qu'il soit, sans avoir préalablement préparé le malade par quelques purgatifs; d'autres veulent qu'on associe constamment les autres moyens à ces mêmes purgatifs. Enfin, les uns et les autres prétendent que, si tant de remèdes ont échoué dans la cachexie scrofuleuse, c'est pour n'avoir fait aucun usage des purgatifs. M. Baudelocque explique très-bien pourquoi ces purgatifs sont en général plus avantageux que les émissions sanguines. »

Pourquoi les purgatifs sont plus avantageux que les saignées.

Je n'ai pas eu le plaisir de lire les explications de M. Baudelocque; mais on me permettra d'exposer ici les miennes, bien que je sois persuadé qu'elles ne sont

(1) Tome 1, p. 569.

pas dignes d'entrer en comparaison avec celles de ce savant médecin. Les purgatifs sont plus avantageux que les émissions sanguines, parce qu'ils ne dépouillent pas l'économie de la partie rouge du sang, qui est indispensable à la vie, et dont la quantité n'est trop considérable que chez un petit nombre d'hommes, *et jamais chez les scrofuleux ;* les purgatifs sont plus avantageux, parce que les plus actifs mêmes ne font sortir du corps qu'une grande quantité de sérosité altérée commes les autres humeurs, dans certaines maladies; sérosité qui se répare avec une grande promptitude par les alimens et les boissons que prennent les malades; ce qui empêche le sang d'acquérir cette densité à laquelle croient, à tort, quelques médecins qui, d'après cette idée toute théorique, ont condamné les purgatifs réitérés comme devant altérer le sang dans la composition de ses élémens.

Je ne suis point de leur avis, et voici mes raisons: 1° une observation que j'ai souvent faite sur moi et sur d'autres malades, pendant ma pratique empirique, observation que je ne faisais alors, je peux le dire, que par un pur motif d'amusement, de curiosité, sans me douter qu'elle pourrait un jour me servir à répondre à une objection en apparence fondée, c'est que le malade qui, par suite d'un purgatif drastique, évacue, pendant la matinée, une quantité de sérosité (qui peut aller jusqu'à deux et trois livres), et qui n'a pas bu pendant l'action du purgatif, éprouve, dans l'après-midi, une altération qui l'engage à prendre à peu près autant de liquide qu'il en a évacué;

2° Je me crois en droit de conclure que le sang n'a pas reçu une atteinte fâcheuse de ces évacuations, et que les pertes provoquées par les purgatifs ont été réparées, lorsque je vois des malades qui ont été soumis à ce traitement pendant des semaines et des mois consécutifs, ne présenter aucun symptôme de gêne dans la circulation, jouir de l'accomplissement de toutes leurs fonctions, comme dans l'état normal, en un mot, avoir recouvré une santé parfaite.

Après des faits comme ceux-là, est-ce choquer le bon sens, est-ce se mettre en contradiction avec les lois de la physiologie, d'admettre que des fluides plus ou moins altérés (comme vous le reconnaissez), évacués par l'action des purgatifs, sont remplacés, en conséquence de l'acte de la nutrition, par de nouveaux fluides moins mauvais, et qu'il arrive un moment où l'altération des humeurs, si elle existe encore, est tellement atténuée, qu'elle ne s'oppose plus à l'exercice régulier des fonctions, et par suite au retour de la santé?

Par tous ces motifs, le traitement par les purgatifs, secondé par les autres évacuans, les diurétiques et les sudorifiques, me paraît indispensable pour guérir certaines maladies chroniques dont la nature, abandonnée à elle-même ou aidée du seul traitement hygiénique, est incapable de se débarrasser, dans un grand nombre de cas.

Sydenham traitait la blennorrhagie syphilitique par les purgatifs.

Sydenham guérissait la blennorrhagie syphilitique par les purgatifs. « Quoique la raison et l'expérience m'apprennent, dit-il, que toute sorte de purgatifs *fréquemment réitérés* peuvent guérir cette maladie, il me semble néanmoins que les cholagogues, et surtout les hydragogues sont les plus efficaces. En effet, j'ai quelquefois employé avec succès la racine de jalap, pour les pauvres qui n'étaient pas en état de dépenser beaucoup en remèdes. Mais comme la gonorrhée est accompagnée d'inflammation, et que d'ailleurs les purgatifs dont on doit se servir pour la traiter, échauffent par eux-mêmes, il faut ordonner, dès le commencement de la maladie jusqu'à la fin, un régime rafraîchissant (1). »

Les médecins d'aujourd'hui traitent généralement la blennorrhagie par les antiphlogistiques seuls ou suivis des astringens; mais il en est d'autres dont les noms font autorité dans la science, qui prétendent que, sur dix écoulemens par les organes génitaux, il en est neuf de syphylitiques, et qu'il est prudent d'employer le traitement par le mercure, sous peine de voir paraître tôt ou tard les symptômes consécutifs de la syphilis confirmée, comme des taches, des dartres, des douleurs ostéocopes, etc.

Opinion de M. Ricord ; l'inoculation est un bon moyen de diagnostic.

M. le docteur Ricord, chirurgien de l'Hôpital des Vénériens, professe, au contraire, que le nombre des blennorrhagies syphylitiques est beaucoup moins considérable que ne le croyaient Sydenham et beaucoup de médecins de notre temps, et que l'inoculation est un moyen sûr de lever le doute à ce sujet.

En effet, je me rappelle, en relisant ce passage écrit depuis quelque temps, que j'ai vu pratiquer, à l'hôpital du Midi, par M. le docteur Ricord, l'inoculation de la matière de l'écoulement sur la cuisse du malade, afin de constater la nature contagieuse ou non de la maladie. Si cette opération est suivie de pustules, ce praticien en conclut que la maladie est syphilitique, et il prescrit un traitement mercuriel; dans le cas contraire, il se contente d'ordonner un traitement simple. Il me semble que c'est un bon

(1) Sydenham, *Dissertations sur le mal vénérien*, *Encyclopédie des sciences médicales*, p. 307.

moyen pour éclairer le diagnostic, dans ce cas, comme dans celui où les malades portent des ulcères que l'on a des motifs de soupçonner de nature syphilitique. MM. les docteurs Cullerier et Ratier n'approuvent pas ce genre d'épreuves. « On ne saurait proposer, disent ces médecins, un moyen de diagnostic plus vicieux que l'inoculation du pus recueilli à la surface des ulcères, ainsi qu'on n'a pas craint dans ces derniers temps de la préconiser. Que résulte-t-il en effet de cette pratique? Le malade a un ou deux ulcères de plus; les chances d'infection générale augmentent à proportion, de sorte qu'on a donné la syphilis constitutionnelle à un homme qui ne l'aurait pas eue peut-être. Il est vrai que les partisans de cette opération expérimentale n'y regardent pas de si près, et qu'ils comptent qu'il n'en coûte pas plus pour guérir une syphilis double qu'une simple, au moyen du traitement mercuriel, etc. (1). »

J'avoue que je ne comprends pas pourquoi ce moyen de diagnostic est vicieux. Il me semble que l'inconvénient, pour le malade, d'avoir un ou deux ulcères de plus, est bien minime auprès de l'avantage qu'il éprouvera bientôt, si la nature de sa maladie est de suite reconnue, et qu'on le soumette le plus tôt possible à un traitement qui doit le mettre à l'abri des phénomènes consécutifs que présentent, si souvent dans les hôpitaux, des individus à qui l'on n'avait prescrit plus ou moins long-temps auparavant qu'une simple médication antiphlogistique. Je ne conçois pas non plus comment un individu ino-

---

(1) *Dictionnaire* en 15 vol., t. 15, p. 189.

culé avec la matière qui sort de son propre corps, peut recevoir une syphilis constitutionnelle qu'il n'aurait peut-être pas eue, et, à plus forte raison, une syphilis double. Je comprendrais tout cela si le malade était inoculé avec la matière provenant d'un autre individu; mais avec la sienne propre, où est l'inconvénient? Si la matière n'est pas virulente, une ou deux piqûres de lancette n'auront pas de suites fâcheuses; si elle est virulente, et qu'elle donne naissance à des pustules, ce sera une preuve que le malade était déjà infecté, et je ne crois pas qu'il le soit davantage après cette opération. Je pense donc que l'inoculation est un bon moyen de diagnostic, et qu'il est utile au malade et au médecin.

« Enfin, le seul moyen rigoureux de diagnostic « est, dit M. Ricord (1), dans l'état actuel de la « science, l'inoculation. Toute blennorrhagie sou- « mise à l'inoculation dans ses différentes phases, « sans donner de résultat, ne constitue qu'une af- « fection simple et incapable de communiquer « la syphilis, soit primitive sur un autre sujet, soit « constitutionnelle sur celui qui en est d'abord « affecté. »

Le pus du chancre ne s'inocule qu'à la période de progrès.

Je ferai observer, touchant l'inoculation du pus de l'ulcération syphilitique, ce que M. Ricord ne cesse de répéter dans ses leçons, et qu'il démontre, par des faits, aux personnes qui suivent sa clinique, savoir : que le pus du chancre s'inocule à la période ulcéreuse, et ne s'inocule pas à la période de réparation; de sorte que si l'on veut faire une expé-

(1) *Traité pratique des maladies vénériennes*, p. 133.

rience concluante, il faut absolument tenter l'inoculation avec le pus du chancre pris à la période ulcéreuse ou de progrès, et non à la période de réparation ou de cicatrisation.

J'ai dit plus haut que l'inoculation est un bon moyen de diagnostic, et qu'il est utile au malade et au médecin. En effet, si l'inoculation est suivie de la pustule caractéristique, il n'y a plus de doute, la maladie est de nature syphilitique, et il faut se hâter de prescrire le traitement mercuriel. Mais l'inoculation de la matière de l'écoulement blennorrhoïque donnant un résultat négatif, c'est-à-dire n'étant point suivie de l'apparition de la pustule caractéristique, faut-il s'en tenir au traitement antiphlogistique et astringent, comme le veut M. Ricord, lorsque le malade ne présente aucun autre phénomène que celui de la blennorrhagie ou de la blennorrhée ? ou faut-il traiter *par le mercure* immédiatement après avoir combattu, par les antiphlogistiques, les symptômes inflammatoires, comme le veulent des médecins célèbres qui pensent que les résultats négatifs de l'inoculation ne sont pas des garans suffisans de la non-existence d'un principe virulent déjà absorbé et établi dans l'économie ?

Dans l'état actuel de la science, la question ne me paraît pas tout-à-fait résolue. La valeur de la méthode de M. Ricord, que je ne rejètte pas, tant s'en faut, me semble cependant avoir besoin d'être confirmée par une plus longue expérience, avant de convaincre entièrement un esprit rigoureux. Quoiqu'il en soit, voyant tous les jours disparaître, par le traitement simple usité par ce praticien, les symptômes de la blennorrhagie et de la blennorrhée, je crois qu'on peut, en conscience, s'en tenir là pour

Traitement de la blennorrhagie.

le moment, et n'avoir recours au traitement mercuriel que plus tard, si quelques phénomènes secondaires venaient à se montrer.

Traitement du chancre.

Toute ulcération des organes génitaux, qu'elle soit accompagnée ou non de blennhorragie, peut être également traitée localement par la cautérisation et les autres moyens d'usage, et le traitement général et mercuriel n'être considéré de *rigueur* que dans le cas ci-dessus mentionné.

« Le chancre, au début, quelle que soit la forme « qu'il affecte, réclame *impérieusement la méthode « abortive*.

« Je soutiens, en faveur de ce précepte si impor-« tant, qu'il n'y a pas d'observation authentique « d'ulcères qui, détruits avant les cinq premiers « jours qui suivent un coït infectant, ou tout autre « mode de contagion, aient donné lieu ensuite à « des symptômes secondaires, si toutefois ces ulcères « existaient seuls, et sans autres complications ac-« tuelles (1). »

Je dirai encore ici que j'ai vu guérir par les purgatifs, dans les colonies où la chaleur est sans doute un puissant adjuvant du traitement, des individus tourmentés par des syphilis confirmées; entre autres une négresse malaise qui présentait des tubercules et des ulcères syphilitiques qu'un médecin n'avait pas pu faire disparaître par un traitement mercuriel actif, auquel il l'avait assujétie chez lui; il la remit, très-affaiblie et fort maigre, à son maître, en lui disant qu'elle était incurable. Le propriétaire lui administra, pendant quarante jours de suite, le re-

---

(1) *Traité pratique des maladies vénér.*, par Ricord, p. 548 et 549.

mède de Leroy; il lui fit prendre un vomitif sur trois purgatifs; la malade guérit parfaitement, et comme elle mangeait et buvait copieusement dans l'après-midi, elle engraissa considérablemant, même pendant le cours du traitement. Je cite cette observation pour prouver l'efficacité des purgatifs, et non pour en conclure qu'on doive traiter la syphilis confirmée par ces agens thérapeutiques, car je partage l'opinion des médecins qui pensent que la syphilis constitutionnelle réclame, dans l'immense majorité des cas, un traitement mercuriel qui réussit presque toujours, quand il est administré à propos et dirigé convenablement. L'expérience prouve qu'une syphilis ancienne, qui a résisté au mercure donné sous certaines formes, cède souvent à ce même mercure combiné avec une autre substance, par exemple au cinabre, qui n'est que du mercure combiné avec le soufre (sulfure de mercure), que l'on fait fumer au malade, comme cela se pratique dans l'Inde. La syphilis constitutionnelle et rebelle à un traitement mercuriel, cède quelquefois aussi à un traitement sans mercure; par exemple, aux sudorifiques, ou à l'iodure de potassium, comme j'en ai été témoin à Paris, dans le service de M. Ricord. Mais, dans tous ces cas, comme dans celui de la négresse que je viens de citer, et qui avait été radicalement guérie par les purgatifs réitérés, il est certain qu'on peut objecter que le mercure n'a pas été étranger à ces différentes guérisons, puisque les malades avaient subi antérieurement un traitement mercuriel plus ou moins actif.

Efficacité du mercure dans le traitement de la syphilis constitutionnelle.

Je pourrais citer, pour prouver l'utilité des purgatifs réitérés, bien d'autres cas de guérison de maladies chroniques que j'ai eu l'immense avantage d'observer à l'île de France; je me contenterai d'en rapporter deux.

Une jeune dame était, depuis trois ans, sous l'influence d'une maladie que les médecins appelaient *nerveuse*. Toutes les fonctions de l'économie se faisaient mal; la malade était faible et triste; elle avait peu de sommeil, et son système nerveux était très-susceptible. Tout ce désordre existait depuis une époque déjà éloignée, où elle avait éprouvé des peines d'esprit. Pendant long-temps les médecins la traitèrent inutilement d'après toutes les règles de l'art; elle se décida à suivre un traitement évacuant, composé de trois vomitifs et de neuf purgatifs drastiques. Le traitement dura un mois; le sommeil, l'appétit, les forces, la gaieté, tout reparut, et la santé redevint aussi forte qu'elle l'avait été avant que cette jeune dame eût ressenti les atteintes d'une douleur morale.

Maladie nerveuse chronique guérie par les purgatifs.

Quand je parlerai du danger des évacuans, je m'expliquerai sur la différence énorme que l'on doit établir, suivant moi, entre le traitement d'une maladie nerveuse récente, et celui d'une maladie nerveuse chronique.

Voici la seconde observation : Un médecin avait à la jambe, depuis plusieurs années, un ulcère qu'il ne put guérir par aucun des moyens qui lui furent suggérés par lui-même ou par ses confrères. Ses amis le décidèrent, après bien des tentatives inutiles, à se soumettre au traitement évacuant de Leroy; il prit deux ou trois purgatifs par semaine, et au bout de deux mois il fut radicalement guéri. Plein de joie et de reconnaissance, il commença de rédiger un mémoire en faveur des bons effets de la méthode de Leroy, dans plusieurs maladies; mais ensuite il

Ulcère chronique guéri par les purgatifs.

renonça au projet qu'il avait d'abord conçu de le faire paraître, pour ne pas, disait-il, déplaire à ses confrères. Il me semble que ce respectable médecin jugea mal ses confrères. Je pense que, loin de leur déplaire, il leur aurait été, au contraire, très-agréable, et qu'il leur aurait même rendu un grand service, en leur indiquant des cas morbides dans le traitement desquels les purgatifs, loin d'être dangereux, comme ils le croyaient, sans doute, de très-bonne foi, l'emportaient de beaucoup par leur utilité, sur tous les autres moyens thérapeutiques.

Je vais terminer ce chapitre par d'autres faits observés en France par des praticiens recommandables ; ils sont bien dignes de fixer l'attention des médecins philantropes. On peut lire dans Bayle (1) :

Opinion de Bayle.

« Quelques malades, affectés des symptômes du premier degré de la phthisie, ont la langue blanche, l'appétit irrégulier, du malaise à l'épigastre, ou un dérangement quelconque de la digestion. Les vomitifs et les purgatifs, *plus ou moins réitérés*, les amers, etc., remédient à cette complication, et *font même quelquefois cesser les symptômes de la phthisie.* »

L'auscultation et la percussion.

Voilà de bien précieux effets des purgatifs réitérés. On dira peut-être que, dans les cas dont parle Bayle, le diagnostic de la phthisie n'a peut-être pas été bien sûr ; qu'on a pu confondre cette affection avec une autre maladie du poumon. Quoiqu'il soit incontestable que l'auscultation et la percussion aient, de nos jours, rendu plus sûr le diagnostic d'un grand nombre de maladies, et particulièrement de celles des organes du thorax, on me permettra de croire

(1) *Phthisie, Encyclopédie des sciences médicales.*

que, sans ces puissans secours, des médecins, tant anciens que modernes, ont bien pu, dans bien des cas, porter un diagnostic vrai, d'après l'ensemble des autres symptômes et des signes commémoratifs qui, plus d'une fois, font reconnaître une maladie mieux que l'auscultation et la percussion qui peuvent bien souvent induire en erreur les grands maîtres eux-mêmes, quand ils considèrent leurs résultats trop isolément, comme l'autopsie nous l'a plus d'une fois prouvé. Quoi qu'il en soit, je mentionnerai un cas de phthisie guérie par les purgatifs réitérés, cas qu'on ne pourra récuser, cas observé et cité par un savant, membre de l'Académie de médecine, dont le nom fait autorité dans la science, qui n'a pu se tromper dans le diagnostic de la phthisie, cas rapporté enfin par M. le docteur L.-Ch. Roche (1). Cet honorable médecin, après avoir déclaré qu'il regarde la phthisie comme consistant dans l'altération du sang et de la nutrition, provenant très-souvent de l'influence du mauvais air, d'une alimentation malsaine; reconnaissant aussi pour causes de son développement l'ennui et le manque d'exercice, etc.; après avoir fait observer que les vaches qui sont constamment attachées dans les étables, et que les animaux retenus dans les ménageries, comme les singes, les tigres, etc., meurent, la plupart, de cette maladie de poitrine, comme l'autopsie le démontre, il dit, au sujet du traitement: « C'est une opinion généralement accréditée dans le monde, que la phthisie est incurable; beaucoup de médecins la partagent peut-être. Cette croyance jette le désespoir dans

Phthisie guérie par le remède de Leroy.

(1) *Dictionnaire de médecine et de chirurgie pratique*, art. *Phthisie*, t. 13, p. 41 à 53.

l'ame des malades, elle décourage le médecin ; le traitement de la maladie en ressent une fâcheuse influence ; tout ce que l'on prescrit alors est sans aucun espoir, pour l'acquit seul de sa conscience. . . . . La phthisie cependant guérit quelquefois. Laennec a démontré que les excavations tuberculeuses peuvent se cicatriser. (C'est croyable ; mais cependant il ne faudrait pas confondre des cicatrisations d'excavations tuberculeuses avec des cicatrisations d'excavations par des vomiques). . . . . . .
« . . . . J'ai vu, dans les premiers temps de ma pratique médicale, *guérir par la drogue de Leroy et un régime épouvantablement stimulant, un phthisique auquel j'avais donné des soins inutiles pendant plusieurs mois, et que je regardais comme voué à une mort inévitable* (1). Quelques années après, j'ai vu un autre malade dans la même situation recouvrer la santé en renonçant au régime lacté et féculent, par les conseils d'une guérisseuse, et se soumettant à un traitement dont le jus de citron faisait la base principale. De tels faits, et ils ne sont peut-être pas très-rares, me paraissent éminemment propres à rassurer les médecins sur les *dangers imaginaires de l'emploi des médicamens toniques et dépuratifs* dans la phthisie ; et que l'on ne me dise pas que ces faits sont exceptionnels, car la phthisie guérit si rarement par le traitement adoucissant généralement employé de nos jours, que l'on pourrait à juste titre rétorquer l'argument, et dire que c'est par exception que ce dernier traitement réussit quelquefois. »

---

(1) Ouvrage cité, p. 52.

Il me semble qu'après cet aveu de M. le docteur Roche, sur la cure de la phthisie par la *drogue de Leroy*, les cas que j'ai rapportés de guérison de maladies, par ce même remède, devront paraître moins invraisemblables à quelques médecins qui, s'ils sont justes, avoueront que celui qui nous donne un remède propre à guérir une maladie que les plus grands médecins ne peuvent guérir, d'après leur propre aveu, que celui-là, dis-je, mérite un peu plus de considération qu'on n'a voulu lui en accorder. Leroy a pris sa doctrine et son remède chez les anciens et les modernes; il a eu le tort, comme beaucoup de ses maîtres, de trop généraliser. « C'est un défaut, dit Bichat, commun à presque tous les auteurs, d'avoir trop généralisé les faits observés dans certaines circonstances; une foule de fausses conséquences sont résultées de là (1). » Mais il n'en est pas moins vrai que Leroy a dit, dans sa *Médecine curative*, de très-bonnes choses, et qu'il a produit, par son remède, de très-brillantes cures.

Pour moi qui me sens fait pour fouler aux pieds les ignobles préjugés, et pour rendre hommage à la justice et à la vérité, advienne qui pourra, je dirai que ce praticien a des droits à ma reconnaissance, pour m'avoir initié à la pratique médicale, et m'avoir suggéré le désir de venir étudier les principes de la sublime science à la célèbre École de Paris

Je pourrais, à son sujet, dire encore bien des choses; mais, pour en finir, je me contenterai de rapporter une opinion de l'illustre Sydenham, que j'ai lue dans la *Pathologie générale* de M. le professeur Chomel.

---

(1) Bichat, *Anatomie générale*, p. 377.

« J'ai dirigé tous mes effots pour éclairer le traitement des maladies, bien persuadé que celui qui donnerait le moyen de guérir *la plus légère affection* mériterait bien mieux de ses semblables que celui qui se ferait remarquer par l'éclat de ses raisonnemens, et par ces pompeuses subtilités qui ne servent pas plus en médecine, dans la cure des maladies, que la musique à un architecte dans la construction d'un édifice (1). »

En résumé, il reste prouvé que, malgré la répugnance de certains médecins et de certaines personnes du monde pour les évacuans ; malgré le ridicule qu'on a souvent déversé sur les partisans de la médication purgative, il reste prouvé, dis-je, que les purgatifs réitérés guérissent, dans certaines circonstances, des maladies chroniques qui résistent à tout autre moyen de traitement; mais, pour obtenir des guérisons, il ne faut pas craindre, à moins de contre-indications, de provoquer de fréquentes évacuations.

Les médecins en général désespèrent trop ôt du malade.

Ayant eu l'honneur de me trouver plusieurs fois en consultation à Paris, avec des médecins d'un grand mérite, j'ai remarqué qu'il en est qui craignent, encore plus que dans les hôpitaux, de prescrire les évacuans quand ils trouvent le malade faible, et qu'ils reconnaissent que la maladie fait des progrès alarmans. Ils ordonnent alors si peu de chose, qu'on n'en obtient aucun effet sensible. En attendant, le mal marche et le malade meurt. Que craignent-ils de forcer les doses quand les premières ont été insuffisantes? Quand on a long-temps administré les éva-

(1) Sydenham, *Opera omnia*, t. 1, p. 77.

cuans, on sait que si le malade est bien mal, la vitalité a beaucoup diminué, que, par conséquent, les tissus sont moins sensibles, et que dès lors, les mêmes doses de médicamens qui auraient été suffisantes dans l'état de santé pour obtenir un certain nombre d'évacuations, sont ici généralement trop faibles, et que si l'on s'en tient là, on n'obtient pas un résultat qui aurait pu bien souvent modifier la condition des organes et arrêter les progrès du mal. Ces Messieurs, en général, désespèrent trop tôt du malade : il faut craindre d'abattre ses forces, c'est vrai ; mais il ne faut s'abstenir de le faire évacuer que lorsque l'épreuve a justifié la crainte. De deux choses l'une : ou il y a de l'espoir, ou il n'y en a plus. S'il y a encore de l'espoir, s'il n'existe aucune lésion assez grave pour suspendre la vie, agissez, profitez des forces qui restent encore, vous pourrez peut-être sauver le malade. Si vous reconnaissez une lésion qui ne laisse aucun espoir, chose dont vous n'êtes pas toujours sûrs, agissez tout de même, et quoiqu'il arrive vous n'aurez aucun reproche à vous faire. N'oubliez pas que si un rien suffit quelquefois pour éteindre les forces, un rien suffit aussi quelquefois pour les relever. Pour avoir plus de confiance dans les évacuans, méditez cet aphorisme d'Hippocrate :

« Ne jugez point des évacuations par leur quantité ; sont-elles comme elles doivent être, et le malade en est-il soulagé ? Alors, dûssent-elles mener jusqu'à la défaillance, il faut les laisser aller, pourvu que les forces du malade y suffisent (1). »

---

(1) Hippocrate, aph. 23, *Encycl. des sciences méd.*, p. 378.

Il me semble entendre quelques personnes me dire ce qu'on répète souvent dans le monde : « Mais vous citez toujours Hippocrate. Hippocrate était, sans aucun doute, un homme doué d'un grand génie ; il a fait des ouvrages admirables, que tout médecin doit avoir dans sa bibliothèque ; mais les modernes ont fait faire d'immenses progrès aux sciences ; leurs travaux nous montrent que ce qu'ont dit ou fait les anciens ne doit pas être toujours rapporté comme l'expression de la vérité, etc., etc.

Pourquoi Hippocrate est souvent cité dans cet ouvrage.

Je cite Hippocrate, parce que j'ai eu la satisfaction de trouver dans ses écrits que ce que j'avais appris dans les pays étrangers *n'était point une chimère ;* je cite Hippocrate, parce qu'il m'a enseigné ce que j'aurais vainement attendu de votre école où l'on perd un temps précieux à entendre discuter sur la forme, la couleur, la densité des crachats, ou à écouter des leçons interminables sur l'auscultation et la percussion, comme si toute la médecine était là ; je cite Hippocrate, parce que des médecins contemporains du plus grand mérite, nous disent, dans leurs écrits et dans leurs leçons orales, que, tout en rendant hommage aux modernes, pour les services incontestables qu'ils ont rendus à la science, il faut avouer que la justesse des observations d'Hippocrate a été reconnue par l'expérience des siècles passés, qu'elle est confirmée par celle des temps présens, et que les œuvres de ce grand homme, comme d'indestructibles monumens, feront l'admiration des générations à venir. Voilà pourquoi je crois ne pouvoir citer une autorité plus respectable.

Opinion de plusieurs savans médecins sur les bons effets des purgatifs.

Mais, poussé par le désir de satisfaire quelques esprits, et non par la vaine prétention de corroborer l'aphorisme d'Hippocrate que je viens de rapporter, je transcrirai une opinion qui se trouve consignée dans un ouvrage rédigé par de savans médecins, dont plusieurs sont aujourd'hui professeurs à la faculté, ou membres de l'Académie de médecine :

« Cette sueur intestinale que les purgatifs provoquent n'agirait-elle pas encore comme moyen d'élimination? Cette propriété me semble demontrée par *cela seul* qu'on voit des hydropisies disparaître après l'administration des drastiques. D'ailleurs, s'il peut exister dans l'économie des principes de maladies susceptibles d'être éliminés, et il serait difficile, je crois, de soutenir le contraire, pourquoi les purgatifs, qui ouvrent une voie si large à l'élimination, ne l'opéreraient-ils pas? Il ne faut point que l'abus qu'on a fait de certaines théories empêche de voir ce qu'elles ont de vrai. Les purgatifs ont opéré des guérisons si nombreuses et dans des cas si divers, qu'ils doivent avoir plus d'un mode d'action. . .

. . . .

. . A lire la plupart des auteurs qui ont écrit en France, depuis quarante ans, sur l'usage des purgatifs, on dirait qu'ils n'agissent qu'en irritant les intestins et qu'en appelant à eux, en vertu des lois de la révulsion, des irritations qui seraient fixées ailleurs. Loin de moi de jeter du doute sur ces propriétés; mais pourquoi les réputer exclusives? S'il était possible de faire la part des divers élémens dans les services qu'on en tire, on verrait peut-être que bien des résultats, dont on fait honneur à la révulsion, appartiennent, soit à la perte de certains liquides, soit au déblaiement qu'elle entraîne (1). »

---

(1) *Dictionnaire* en 15 vol., t. 13, p. 669, art. *Purgatifs*, par le docteur Léopold Deslandes.

Je me trouve d'autant plus heureux de citer un passage qui confirme les assertions que j'ai émises dans mon travail, que je n'avais pas eu l'avantage de lire cet article, lorsqu'elles étaient déjà écrites.

SECTION II.

Du danger des évacuans.

J'ai signalé, dans un chapitre spécial, quelques cas où il serait dangereux de pratiquer des émissions sanguines; avec le même esprit d'impartialité, je citerai quelques conditions physiologiques ou pathologiques qui pourraient rendre dangereuse l'administration des évacuans, soit vomitifs, soit purgatifs.

Comme chaque individu a son idiosyncrasie, sa disposition particulière qui le rend plus ou moins susceptible de l'action des évacuans, on pourrait, dans certaines circonstances, mettre un malade en péril, si, dans le choix et la dose d'un évacuant, on ne se réglait que sur la force du tempérament. Quand on a traité par la méthode des évacuans, un certain nombre de malades, on sait, par expérience, qu'il n'est pas rare de voir des gens très-robustes sur qui de médiocres doses opèrent aisément, et de rencontrer, au contraire, des corps faibles qui cèdent à peine aux plus fortes. Il est donc prudent de commencer par de faibles doses que l'on peut augmenter graduellement, si on le juge convenable : c'est le moyen de faire, pour ainsi dire, connaissance avec la susceptibilité du malade, sans l'exposer à des accidens fâcheux; cette précaution est surtout nécessaire dans l'administration des vomitifs. On possède un grand nombre d'observations de personnes qui se sont empoisonnées par une trop forte dose d'émétique. J'ai été témoin pour mon compte d'un fait de ce genre.

Cas d'empoisonnement par un émétique.

Dans les premières années de mon séjour dans l'île Maurice, un des plus notables habitans, qui possédait chez lui une collection de médicamens, ayant jugé convenable de prendre un doux laxatif, avala, par mégarde, une forte dose de tartre stibié : des accidens formidables ne tardèrent pas à paraître; tous les secours furent inutiles; il fut enlevé, encore jeune, à une famille dont il faisait le bonheur, et la colonie entière s'affligea de sa mort. Dans ces pays lointains et isolés au milieu des mers, chacun, moins distrait que l'habitant des villes populeuses d'Europe, trouve un instant pour compatir à la douleur d'une famille qu'il ne connaît même que de nom. C'est par cette raison que j'ai su dans le temps, et que je rappelle aujourd'hui ce fait intéressant par plusieurs motifs, et, en particulier, parce qu'il nous montre le danger que l'on court quelquefois en s'administrant soi-même des médicamens, et en en gardant chez soi, quand on se trouve à portée de s'en procurer chez le pharmacien. Moi-même, pour mieux comprendre ce double inconvénient, j'ai fait une expérience qui a failli me coûter cher. Comme elle a le plus grand rapport à mon sujet, je pense qu'on me pardonnera de la rapporter ici. Dans l'année 1828, j'habitais, à Maurice, le quartier de la rivière du Rempart. Étant tombé malade, je voulus me traiter moi-même, comme je le faisais depuis long-temps; je croyais à cette époque qu'il fallait toujours commencer par un vomitif le traitement des maladies. N'ayant pas d'émétique chez moi, je fis prier un de mes voisins (qui, comme moi, administrait des remèdes sans être médecin) de me prêter trois grains d'émétique (tartre stibié), que je savais, par expérience, être la dose qui, prise en une seule fois dans un verre d'eau tiède, me convenait pour obtenir cinq à six vomissemens. L'obligeant voisin m'envoya un petit flacon à moitié plein de ce médicament tombé en efflorescence; j'en pris avec la pointe d'un canif, une quantité qui me parut, par son volume, équivalente aux trois grains que j'avais l'habitude de voir. J'ignorais alors que, lorsque l'émétique est effleuri, il représente sous le même volume, une dose double; de sorte qu'il est probable que je pris au moins six grains d'émétique en une seule fois. Voici ce qui arriva : les vomissemens, survenus au bout de quelques minutes, ne s'arrêtaient point; j'éprouvais une succession non interrompue d'efforts involontaires et convulsifs, je ressentais une vive douleur à l'estomac, j'avais la face véritablement hippocratique, et le corps couvert d'une abondante sueur froide; j'étais très-faible, je tombais dans de fréquentes défaillances, et il me semblait que j'allais passer. On me faisait prendre, coup sur coup, de petites tasses de bouillon gras que je rendais immédiatement. Cependant, ayant continué à prendre du bouillon, les vomissemens s'arrêtèrent, après avoir duré plusieurs heures. J'en fus quitte pour la peur et pour une grande fatigue, et je pris une leçon dont le souvenir ne sera perdu ni pour moi ni pour mes malades.

Un émétique ne doit pas être administré aux personnes prédisposées à l'apoplexie.

Presque tous les médecins conviennent, et je partage leur opinion à cet égard, qu'il est dangereux d'administrer des vomitifs aux individus à col court, à visage fortement coloré, sujets à des vertiges ou à des éblouissemens, prédisposés enfin à l'apoplexie. L'observation prouve, en effet, que, chez de pareils individus, les vomitifs, par les efforts qu'ils excitent, peuvent déterminer des hémorrhagies cérébrales mortelles.

On doit s'abstenir des vomitifs dans certaines phlegmasies aiguës, et principalement dans celles des organes encéphaliques et des organes digestifs, de même que dans certains états pathologiques de l'estomac : « On a vu, dit M. le docteur Ratier (1), la rupture de l'estomac chez des sujets atteints de squirre ulcéré de cet organe, survenir pendant l'action d'un vomitif imprudemment prescrit. »

Rupture de l'estomac pendant l'action d'un vomitif.

On doit aussi se garder de faire prendre des émétiques aux personnes qui portent des tumeurs anévrysmales qui menacent de se rompre ; à celles qui ont des hernies dont l'étranglement pourrait survenir pendant l'action du vomissement; il faudrait si l'on jugeait convenable de les faire vomir malgré cet état, leur recommander de serrer leur appareil compressif, si elles en portent, ou d'appuyer fortement avec les mains sur les parties inférieures des parois abdominales, au moment où elles vomiraient. Il est encore prudent de s'en abstenir chez les malades sujets aux hémoptysies, et chez les femmes enceintes. J'ai fait vomir un certain nombre de femmes enceintes sans qu'il soit survenu d'accidens, mais, cependant, je serai plus circonspect à l'avenir, etc.

Considérations sur l'administration des purgatifs.

La précaution qu'on doit apporter dans l'administration des vomitifs s'applique également à celle des purgatifs ; cette précaution est nécessaire ici, au sujet de la différente disposition des individus, par rapport à l'action de ces agens thérapeutiques, et ne doit pas avoir lieu seulement pour les drastiques, mais encore

(1) *Dictionnaire* en 15 vol., t. 7, p. 106.

pour les autres ; car on observe quelquefois que des médecines douces causent des superpurgations. Les superpurgations ne sont pas cependant toujours nuisibles ; j'ai eu bien souvent l'occasion de vérifier la justesse de l'aphorisme 23 d'Hippocrate, que j'ai cité dans le chapitre précédent, où il est dit que « si les évacuations soulagent, dussent-elles mener jusqu'à la défaillance, il faut les laisser aller, si les forces du malade y suffisent. » Mais si le malade, au lieu de se trouver soulagé, va plus mal, il pourrait être dangereux de ne pas arrêter les évacuations. Aussi, le grand maître ordonne-t-il d'agir en conséquence : « Quand, après avoir pris une médecine, le malade empire, et qu'il va par haut et par bas, il faut donner du vin d'abord trempé, puis pur ; il arrête les évacuations. Ne donnez ni purgatif, ni émétique (1). »

Une autre circonstance qui mérite d'être prise en considération, c'est qu'il est des individus qui n'évacuent pas par de fortes doses de purgatifs même énergiques, et qui sont très-bien purgés par de petites doses et par de simples laxatifs. Il semble que chez ces derniers les remèdes trop actifs crispent les organes et les jettent dans un état de spasme qui s'oppose aux évacuations.

Il en est d'autres qui n'évacuent pas après avoir pris un purgatif doux. Dans ce cas, comme dans le cas précédent, si l'on s'en tenait à la première dose, les malades pourraient, dans certaines circonstances, sentir augmenter leurs souffrances, faute d'évacuation. Les matières retenues dans le tube digestif pourraient irriter, enflammer même la membrane mu-

(1) Aphor. d'Hippocrate, *Encycl. des sciences méd.*, p. 170.

queuse, comme Broussais lui-même le reconnaissait (1), et, dès lors, quelques personnes seraient portées à penser que les purgatifs sont cause de l'inflammation, et elles concluraient, à tort, que les drastiques et les laxatifs sont dangereux. Elles penseraient peut-être qu'il faut traiter immédiatement le malade par les antiphlogistiques, qui ne feraient, dans certains cas, qu'accroître les accidens; mais le praticien qui connaît par expérience les effets des purgatifs ne s'y méprendra pas: il prescrira incontinent un second purgatif, soit plus actif, soit plus doux, suivant l'un de ces cas, et il verra presque toujours les accidens diminuer par les évacuations. J'ai eu l'occasion de reconnaître très-souvent la bonté de ce précepte, qui est donné par plusieurs médecins d'une grande expérience, et, entre autres, par Sydenham:

« Lorsque les purgatifs doux n'opèrent pas promptement et ne soulagent pas les malades, il faut recourir à de plus forts, c'est-à-dire aux hydragogues qui, étant joints aux purgatifs doux, sont très-efficaces; au lieu que, si on les donne seuls, ils ne font presque rien pour la plupart (2). »

Les purgatifs, surtout les drastiques, sont *proscrits* comme dangereux dans l'inflammation des organes digestifs; je me soumets à cet arrêt, que je trouve très-juste. Je pense cependant que, outre les moyens antiphlogistiques, il est sage, dans ce cas, de faire prendre aux malades de doux laxatifs pour déblayer le tube digestif, et prévenir les accidens consécutifs à l'inflammation. Il me semble que les boissons dé-

(1) *Phlegm. chron.*, t. 2, p. 571.

(2) Sydenham, *Encyclopédie des sciences médicales*, p. 291.

layantes et les lavemens ne sont pas suffisans pour atteindre le but que je viens d'indiquer. Les unes sont en parties absorbées avant d'arriver à la partie inférieure de l'intestin grêle, et les lavemens, arrêtés par la valvule iléo-cœcale, ne peuvent pas non plus venir laver, nettoyer cette même région du canal intestinal, qui reste, par là, sans secours contre les atteintes des produits de la phlegmasie, ou des produits des sécrétions opérées par les organes renfermés dans l'abdomen. Les bons effets de la pratique de M. de Larroque, dans le traitement de la fièvre typhoïde, me paraissent justifier cette précaution; d'ailleurs, quoiqu'il soit rationnel de n'employer que les laxatifs, les plus doux dans le traitement des phlegmasies intestinales, il ne faudrait pas s'exagérer les inconvéniens des purgatifs proprement dits, dans ces cas morbides. On trouve de quoi se rassurer, dans un mémoire publié dans le numéro de juin 1834 des *Archives générales de médecine*, par M. Max. Simon, sur les effets des émétiques et des purgatifs dans les *phlegmasies de l'estomac et des intestins*, contraires à l'opinion de l'école physiologique.

Expérience intéressante due à la bévue d'un praticien non-reçu.

Je me rappelle, à ce sujet, un fait qui est bien propre à rassurer sur le danger de ces agens thérapeutiques: en 1826, j'avais fait prendre à une personne qui avait tout au plus besoin de quelques jours de repos et de quelques tasses de tisane rafraîchissante) un quart de prise de poudre d'jrroé (le nombre de grains, je l'ignore; les pharmaciens la vendaient par prise). Ce purgatif drastique occasionna de violentes coliques, et fit même rendre du sang par les selles.

Pardonnez à mon ignorance! je crus (tant on est exposé à commettre des méprises quand on n'a pas étudié la médecine!) que les vives douleurs d'entrailles, que le sang rendu, étaient des *preuves incontestables* de l'acrimonie des humeurs, et que le plus *sage parti à prendre* était de donner immédiatement un autre purgatif drastique. Par de beaux raisonnemens, je parvins à persuader à mon malade qu'il devait se soumettre à l'avaler, et il le fit.

Aujourd'hui, j'en demande pardon de bon cœur à ma victime et à la science. Heureusement, ma bévue n'eut pas de suites fâcheuses. Le patient était jeune et fort, il en fut quitte pour une superpurgation de vingt-quatre heures, et pour une grande faiblesse qui disparut peu à peu, à l'aide du bouillon et du vin. Il est à remarquer que le malade *ne rendit plus de sang*. Cette expérience involontaire ne laisse pas de confirmer ce que j'ai déjà dit sur le peu de danger qu'offrent, dans bien des cas, les purgatifs et les superpurgations. Quoi qu'il en soit, j'adopte, pour le traitement des phlegmasies du tube digestif, les laxatifs doux, conjointement avec les moyens antiphlogistiques.

Cas dans lesquels les purgatifs sont mortels.

Les purgatifs sont *mortels* dans les perforations spontanées de l'estomac ou des intestins. Ce terrible accident est souvent la suite d'une phlegmasie chronique ou d'une affection cancéreuse; il peut être aussi le résultat d'un ramollissement idiopathique (1). C'est peut-être dans ce dernier cas qu'il arrive qu'une personne jouissant d'une bonne santé, au moins en apparence, est prise tout-à-coup des symptômes qui annoncent cette maladie excessivement grave, mais non pas nécessairement mortelle. Elle serait suivie

(1) Mémoire de M. le docteur Louis, sur les ramollissemens des tuniques mucipares, inséré dans les *Archives de médecine* du mois de mai 1824.

très-probablement de la mort, si le malade prenait des alimens et même une certaine quantité de boisson; à plus forte raison serait-il *irrévocablement condamné* à mourir, si on lui donnait des vomitifs et des purgatifs. J'ai vu, dans le printemps de l'année 1834, dans le service de M. le professeur Chomel, à la salle Saint-Lazare, n° 17, une femme qui, paraissant peu malade, fut prise subitement de douleurs horribles dans un des points de l'abdomen : la face pâle et terreuse présentait l'altération la plus profonde des traits; les yeux étaient enfoncés; elle avait des nausées, des vomissemens; les extrémités étaient froides, le pouls petit et fréquent, etc..... Le professeur diagnostiqua une *perforation spontanée de l'intestin*; il ordonna le repos le plus parfait et la diète la plus sévère; quelques gouttes de liquides, de temps en temps, furent seulement accordées. Ces indispensables précautions permirent à l'ulcération complète de se cicatriser, et aux substances tombées dans la cavité du péritoine d'être résorbées, puisque la malade guérit radicalement; tandis que la moindre imprudence, la plus petite quantité de substance introduite dans le tube digestif, et surtout les *purgatifs*, l'auraient précipitée au tombeau : *Honneur à la médecine et aux grands praticiens!*

Les purgatifs drastiques sont nuisibles dans les maladies nerveuses récentes.

J'ai dit, dans le chapitre précédent, que les purgatifs étaient utiles dans les maladies nerveuses chroniques; je dirai, ici, qu'ils sont nuisibles dans les maladies nerveuses récentes. J'entends, par maladies nerveuses, ces états morbides qui ne reconnaissent pour cause aucune lésion organique sensible, et qui, le plus souvent, sont dus à des émotions vives, à des chagrins profonds, etc., qui se manifestent par une certaine langueur de toutes les fonctions, par la tristesse du malade, et surtout par une sensibilité exquise. Tant que la douleur morale existe à un certain degré, elle entretient le trouble de l'innervation; le sommeil, la gaieté, l'appétit et les forces ne peuvent pas rentrer dans l'état normal; les fonctions digestives mêmes sont susceptibles d'éprouver des modifications assez sensibles pour faire croire aux personnes qui n'ont pas étudié la physiologie, qu'elles sont malades, parce qu'elles ont des humeurs, comme elles le disent, et que leur chagrin, s'il n'a pas été la cause de ces humeurs, a du moins contribué à les mettre en mouvement. D'après ces hypothèses, elles croient qu'il faut absolument qu'elles se purgent pour recouvrer la santé. J'en ai vu beaucoup dans ce cas, entre autres, un individu qui s'administra lui-même, pendant vingt jours de suite, sans interruption, des vomitifs et des purgatifs drastiques, dans le vain espoir de faire revenir les fonctions digestives à leur état normal; il se rendit, au contraire, plus malade, comme on le conçoit sans peine: son irritabilité alla croissant, et il ne finit par se rétablir que lorsqu'il eut cessé tout traitement actif, et que les soins moraux, les préceptes de l'hygiène, et le temps, plus efficaces dans cette maladie que tous les moyens pharmaceutiques, eurent considérablement apaisé son chagrin, et fait disparaître le désordre fonctionnel qui en était l'effet. Grace à sa bonne constitution et à son âge, il ne se ressentit point de cette médication intempestive.

On voit cependant des malades qui ne se remettent pas entièrement, chez lesquels les effets produits une première fois par la cause morale paraissent persister, quoique cette cause elle-même ait depuis longtemps cessé d'exercer son influence: c'est dans ces cas que l'on peut appeler, je crois, des *maladies nerveuses chroniques*, que j'ai vu les merveilleux effets d'un traitement évacuant.

Ne peut-on pas admettre que, dans les maladies nerveuses récentes, il n'y a que trouble de l'innervation, avec réaction *momentanément* vicieuse du systême nerveux sur les organes de l'économie; tandis que, dans les maladies nerveuses chroniques, il y a altération du sang par suite de l'influence vicieuse de l'innervation *trop long-temps ressentie* par les organes, et que, par une disposition particulière de l'individu, ce dernier état morbide persistant un certain nombre de mois ou d'années, le systême nerveux, à son tour, en reçoit, par la circulation du sang, une atteinte secondaire et continuelle?

Cette théorie me rendrait raison des inconvéniens des purgatifs dans un cas, et de leur utilité dans l'autre; il me semble qu'elle n'est point en dehors de l'état actuel de la science, et je la soumets, avec confiance, au jugement des médecins qui en savent plus que moi.

Les purgatifs sont inutiles et dangereux dans certaines maladies et dans certains cas.

Il est inutile de dire que les purgatifs réitérés, surtout les drastiques, seraient inutiles et dangereux dans le traitement de certaines maladies que le médecin reconnaît pour être incurables. Les personnes qui sont étrangères à la médecine, et qui prennent sur elles d'administrer des médicamens, ne peuvent reconnaître la plupart de ces cas, et elles épuisent inutilement leurs malades, comme j'ai eu autrefois le malheur de le faire moi-même, ce que je reconnais aujourd'hui. Sydenham, partisan des purgatifs reitérés dans l'hydropisie idiopathique, les regardait comme dangereux dans les hydropisies symptomatiques, et il les proscrivait formellement:

« Il y a cependant des cas où, quoique les eaux soient épanchées dans les jambes et les cuisses, et même dans la cavité de l'abdomen, on ne doit les évacuer ni par les émétiques, ni par les purgatifs : c'est, par exemple, lorsque l'hydropisie succède à une longue phthisie, ou bien lorsqu'elle provient d'une lésion, ou corruption de quelque viscère, ou d'un affaiblissement total du sang, et d'un épuisement des esprits, ou d'anciennes fistules qui, étant situées dans les parties charnues, ont rendu beaucoup de pus, ou bien d'une faiblesse extrême causée à un malade, parce qu'on l'aura épuisé en le faisant trop saliver ou suer, ou en le purgeant trop violemment, ou en lui faisant garder une diète trop exacte pendant le traitement d'une maladie. Dans tous ces cas-là, et en d'autres semblables, les émétiques et les purgatifs, loin de diminuer le mal, ne feront que l'augmenter, parce qu'ils affaibliront encore davantage le sang, etc. (1). »

Enfin les purgatifs, comme tous les médicamens, sont dangereux quand on en abuse. L'usage prolongé des laxatifs mêmes, au lieu de déterminer l'inflammation de la membrane muqueuse gastro-intestinale, occasionne souvent l'affaiblissement de l'estomac, l'anorexie, le ralentissement de la digestion, et même la diarrhée. Dans ce dernier cas, il faut traiter par les toniques, et cesser l'administration de tout purgatif qui augmenterait encore la faiblesse et le mauvais état du malade; il ne produirait pas un effet moins funeste qu'un régime émollient et qu'une diète sévère trop long-temps prolongés. « L'état de

(1) Sydenham, *Traité de l'hydropisie*, *Encyclepédie des sciences médicales*, p. 296.

faiblesse provenant de la vacuité des vaisseaux cause la mort à plusieurs malades : il est des cas où le médecin doit ordonner une diète absolue; mais il n'est pas excusable de méconnaître les cas où la faiblesse vient de la vacuité des vaisseaux, et d'exténuer alors son malade par un régime austère (1).

CHAPITRE V.

Association des émissions sanguines et des évacuans.

Les saignées et les évacuans concourent souvent au même but.

Nous avons vu que la saignée et la purgation se ressemblent, en ce que l'une et l'autre diminuent la masse totale du sang; qu'elles diffèrent, en ce que l'une diminue la proportion de la partie rouge, et l'autre la proportion de la partie blanche. Je crois avoir établi, dans les chapitres précédens, la distinction importante des cas où il faut diminuer la partie blanche, de ceux où il faut diminuer la partie rouge; il serait donc également absurde de rejeter absolument l'un ou l'autre de ces puissans moyens d'agir sur l'économie : on se priverait ainsi d'un secours énergique dans le traitement des maladies. Leur association, loin d'être celle de deux principes opposés, est celle de deux agens qui, dans bien des cas, concourent au même but par deux routes différentes.

Hippocrate.

Hippocrate recommandait cette association dans une foule de cas :

« Si, dès le commencement, on entreprend avec des purgatifs la curation des maladies où il y a des

(1) Hippocrate, *Du régime*, *Encycl. des sciences méd.*, p. 122.

ardeurs et de l'inflammation, on n'enlève rien de ce qui fait l'inflammation : les matières crues ne sortent pas, le corps s'affaiblit, le mal prend le dessus, et il devient incurable. La saignée doit précéder (1).

Sydenham (2) s'exprime ainsi : Sydenham.

« *J'ose assurer* que rien ne rafraîchit tant le malade que la purgation *précédée de la saignée*. . . . . Je suis donc bien fondé, lorsque j'avance que la méthode de la saignée et de la purgation est la meilleure de toutes dans la plupart des fièvres. »

Quand un auteur aussi grave que Sydenham énonce une opinion quelconque avec l'assurance que l'on remarque dans ces deux phrases, elle en acquiert une importance d'autant plus grande. Ce n'est pas seulement dans cet endroit que cette opinion se trouve énoncée : quand on lit ses ouvrages, on est facilement convaincu qu'il en faisait de nombreuses applications à la pratique ; car, lorsqu'on considère l'ensemble de sa méthode thérapeutique, on ne peut s'empêcher d'être étonné, en le voyant prescrire la saignée et la purgation dans presque toutes les maladies. J'éprouve trop de plaisir en trouvant une des sources où nos bons maîtres eux-mêmes ont puisé leurs connaissances, pour pouvoir résister au désir de transcrire un dernier paragraphe de ce grand médecin.

J'ouvre son *Traité de l'esquinancie*, et je m'arrête à l'article 645 : « Le lendemain matin, en cas que la

---

(1) Hippocrate, *Des mal. aiguës*, *Encycl. des sc. méd.*, p. 131.

(2) *Médecine pratique*, p. 536 et 537, traduction de Sault, 1784.

fièvre et la difficulté d'avaler ne soient pas diminuées, je réitère la saignée du bras, remettant la purgation au jour suivant. Mais si la fièvre et la difficulté d'avaler sont diminuées, je donne aussitôt un doux purgatif, l'*expérience* m'ayant appris qu'il n'est rien de si utile et de si nécessaire après la saignée que de purger. Si la fièvre et les *autres symptômes* persévèrent après la purgation, *ce qui est très-rare*, il faut encore réitérer la saignée du bras et appliquer sur la nuque un grand et puissant emplâtre vésicatoire. Pendant toute la maladie, on donne tous les matins, excepté les jours de purgation, un lavement rafraîchissant et émollient (1). »

Les auteurs citent des observations fréquentes où des vomitifs ou des purgatifs n'agissent qu'après une saignée. Le docteur Robert (2) a noté cette phrase du professeur Bosquillon : « Il y a des personnes qui ne peuvent vomir si les émétiques ne sont pas précédés de la saignée; il n'est pas rare de voir le vomissement déterminé par l'effet seul de la saignée. »

Pouteau. Voici ce que je trouve dans Pouteau (3) : « J'ai vu souvent l'inflammation érysipélateuse du poumon, qui, dans le printemps, fait de si grands ravages, céder avec la plus grande célérité à une ample saignée faite au bras du côté malade, à un emplâtre vésicatoire appliqué en même temps sur la douleur, et à un émétique donné peu d'heures après, pour profiter de la détente occasionnée par l'évacuation sanguine. »

---

(1) Sydenham, *Encyclopédie des sciences médicales*, p. 206.

(2) *Manuel de santé*, p. 745.

(3) *Œuvres posthumes*, t. 1, p. 332.

Dans tous les cas où il se présentera à la fois deux indications à remplir, la première, celle de remédier à l'inflammation par des saignées; la seconde, de faire cesser l'embarras de l'estomac au moyen des vomitifs, il faudra, à moins de contre-indication, commencer par les saignées. « L'émétique, donné dans une maladie vraiment inflammatoire, et même inconsidérément dans toutes les maladies aiguës, avant d'avoir diminué la masse des humeurs par la saignée, et de les avoir délayées par d'abondantes boissons, produit les plus grands maux, des inflammations de l'estomac, du poumon, du foie, des suffocations, etc. (1). » Tissot.

Dans les congestions cérébrales, et même dans presque toutes les inflammations, les purgatifs plus ou moins actifs, suivant les cas, précédés ou accompagnés des émissions sanguines et des autres moyens antiphlogistiques, peuvent rendre de très-grands services. N'a-t-on pas tous les jours lieu, dans les hôpitaux, de se féliciter de cette association dans l'iritis? N'y traite-t-on pas l'hydrocéphale aiguë par les saignées générales ou locales dans la première période, et par les purgatifs dans la seconde? Ne guérit-on pas la péritonite aiguë par les évacuations sanguines, et ne combat-on pas quelquefois avec succès l'hydropisie, qui en est assez souvent la suite, par les purgatifs et par tous les moyens qui, en soustrayant au sang une partie de sa sérosité, occasionnent un redoublement d'activité dans la fonction de l'absorption?

Sur le traitement de l'apoplexie.

Les émissions sanguines sont les principaux moyens de traitement des apoplexies; mais il est des

(1) Tissot, *Avis au peuple*, t. I, p. 60.

cas d'apoplexie dans lesquels les saignées sont dangereuses, et qui réclament, de préférence, l'emploi des évacuans; il en est d'autres où l'on ne rétablit le malade qu'en associant les saignées aux évacuans, soit au début, soit pendant la marche de la maladie.

C'est ici le moment de placer les préceptes du docteur Gendrin, que j'ai promis dans ma préface. Je les avais depuis long-temps rédigés sur des notes recueillies aux leçons de ce savant médecin; mais son excellent ouvrage intitulé *Traité philosophique de médecine pratique*, ayant été publié depuis, il est préférable de citer textuellement (1).

Principe général sur l'emploi des saignées dans le traitemens des apoplexies.

« Les limites dans lesquelles il convient de circonscrire l'effet immédiat des saignées, dans les apoplexies sont d'abord déterminées par cette règle générale que, même pour faire cesser une congestion sanguine, il faut que les grandes fonctions, et particulièrement celles de la circulation et de l'hématose, s'accomplissent avec un certain degré d'énergie; cette nécessité est plus impérieuse encore pour les congestions sanguines cérébrales, en raison des conditions spéciales auxquelles se trouve soumise la circulation encéphalique par rapport à la circulation générale.

« Si le pouls, exploré surtout aux temporales, présente un certain degré de développement, si la respiration s'accomplit librement, si la chaleur des tégumens est normale, si les capillaires de la face sont gonflés par le sang, si la saillie des veines sous-cutanées de la tête surtout est prononcée, si les yeux sont injectés, *rien ne contre-indique la sai-*

(1) Voyez cet ouvrage, t. 1, p. 594 et suiv.; il a déjà été traduit dans plusieurs langues.

gnee (1) : ni l'âge avancé du malade, ni la préexistence d'une disposition à l'anasarque, ni un état de maigreur porté très-loin, etc. La crainte d'avoir à traiter une apoplexie séreuse n'arrête plus aujourd'hui qu'on sait bien que, comme toutes les autres causes immédiates des apoplexies, l'augmentation de sérosité en excès dans les cavités encéphaliques provient aussi d'un état d'hypéraimie.

Des cas d'apoplexie dans lesquels les saignées sont dangereuses.

« La pratique des émissions sanguines est dangereuse quand l'apoplexie est arrivée à ce degré d'intensité auquel elle a profondément troublé et affaibli la circulation, et par suite toutes les fonctions immédiatement nécessaires à la vie. Ainsi ce serait hâter et souvent déterminer l'issue funeste de la maladie, que de recourir à la saignée chez un apoplectique dont le pouls serait petit, mou, concentré, et plus ou moins irrégulier et intermittent, surtout si en même temps la respiration était pénible, accélérée et superficielle; si les veines et les capillaires cutanés étaient pâles ou gonflés par un sang noirâtre donnant à la peau une teinte livide; si les veines sous-cutanées étaient effacées; si les tempes étaient couvertes d'une sueur visqueuse, si les tégumens étaient refroidis. Dans cet état de gravité extrême de la maladie, l'effet immédiat de la saignée, portant sur tout l'appareil circulatoire, agent intermédiaire indispensable de son action sur l'appa-

---

(1) « La pratique heureuse des émissions sanguines, même abondantes, chez des vieillards apoplectiques, est maintenant si connue, qu'on n'hésite plus guère à y recourir chez ces sujets, malgré leur âge avancé. Nymmann est le premier qui ait insisté sur ce point important de pratique, en rapportant une observation sur une femme de 72 ans qu'il guérit d'une apoplexie grave par de larges saignées (*Observations médicales*, chap. 8). »

reil vasculaire encéphalique, épuiserait directement les dernières forces du malade. C'est à une indication opposée qu'il faut alors satisfaire ; il faut relever par des moyens stimulans des forces qui sont presque évanouies, et l'action des grands organes dont les fonctions entretiennent immédiatement la vie. Il faut d'abord faire vivre le malade pour tâcher ensuite de le guérir.

« Ces contre-indications directes à l'emploi de la saignée dans l'apoplexie sont trop souvent méconnues dans l'état morbide qu'elles représentent, il serait aussi dangereux d'avoir recours à la saignée qu'il serait utile de le faire quand la maladie, bien qu'arrivée à un haut degré d'intensité, n'a cependant pas encore compromis si profondément l'action des organes principaux ; c'est en rapprochant ces états apoplectiques qui ne diffèrent que d'intensité, que Celse faisait ressortir les indications contradictoires qu'ils fournissent, en disant que lorsqu'il y a résolution complète de tous les membres, la saignée tue ou guérit (1).

De l'utilité des émétiques contre l'apoplexie.

« Les émétiques ont inspiré à beaucoup de nos devanciers et inspirent encore à quelques-uns de nos contemporains une confiance telle, qu'ils les ont souvent préférés aux émissions sanguines contre l'apoplexie, même comme moyens employés dès l'invasion des accidens ; mais, dans les apoplexies graves, il est souvent difficile de déterminer le vomissement à cause de la paralysie plus ou moins prononcée des organes digestifs et des muscles des parois abdominales ; et pendant qu'on s'efforce d'y

---

(1) *De Medicinâ*, lib. 3, cap. 27.

parvenir, la maladie fait des progrès; les efforts de vomissement peuvent d'ailleurs augmenter la congestion sanguine encéphalique ou favoriser l'extravasation du sang. Ces motifs suffisent pour faire ajourner l'administration des émétiques après les émissions sanguines qui sont seules efficaces pour arrêter rapidement les progrès du mal.

« L'administration des émétiques doit donc être motivée plutôt sur les circonstances spéciales de la maladie que sur la maladie elle-même. Ainsi, la présence dans l'estomac d'alimens non encore digérés, trop stimulans, ou en trop grande quantité, est une indication suffisante pour beaucoup d'en venir à l'administration des émétiques, avant tout autre moyen, contre les attaques d'apoplexie.

« Il n'est pas douteux que l'embarras de l'estomac ne soit une cause au moins prédisposante de l'apoplexie, qu'il ne peut être qu'utile de faire cesser; mais il arrive souvent aussi qu'un des effets de la saignée dans ces cas est de déterminer le vomissement, et ainsi l'exonération de l'estomac; la saignée, loin d'être nuisible, est donc encore utile? Toutefois, pendant qu'on l'oppose directement à la maladie encéphalique, rien n'empêche et l'on se trouve même bien d'avoir recours aux moyens qui favorisent ou qui provoquent les vomissemens pour débarrasser l'estomac; la saignée prévient leurs inconvéniens et assure leurs effets.

De la nécessité de donner des émétiques quand l'apoplexie a été produite par les poisons narcotiques.

« Ce serait une faute grave que de ne pas administrer les émétiques en insistant sur leur emploi jusqu'à ce qu'ils aient déterminé le vomissement, si l'apoplexie s'était manifestée et persistait sous l'influence de l'ivresse, ou de l'action de l'opium, de la jusquiame, de la belladone, de l'aconit, etc., et d'autres poisons narcotiques et narcotico-âcres portés dans l'estomac. Il est si important de débarrasser les voies digestives du poison, que c'est la première indication qu'il faut remplir. Si mêmes les vomitifs restaient sans efficacité, il faudrait évacuer mécaniquement l'estomac par la sonde œsophagienne. Mais, encore dans ces cas, la saignée ne doit pas être négligée; on connaît ses bons effets contre le narcotisme, et souvent les émétiques ne sont efficaces qu'avec son action adjuvante.

Des cas dans lesquels les émétiques sont indiqués contre les accidens qui se rattachent à l'apoplexie.

« L'administration des émétiques devient quelquefois indiquée pendant le cours de l'apoplexie, et surtout à la période à laquelle l'inflammation réparatrice s'accomplit, par un état saburral qui rend les digestions pénibles et détermine souvent des vertiges qui favorisent immédiatement le retour des attaques. Cette indication est d'autant plus prononcée dans ces cas, que les symptômes saburraux étaient plus évidens dès l'invasion de l'apoplexie. La crainte de reproduire la congestion sanguine encéphalique ne doit pas alors empêcher d'administrer les vomitifs s'il n'existe pas de pléthore sanguine manifeste et si l'on a eu d'abord recours aux émissions sanguines; loin d'avoir sur l'encéphale une action dangereuse, l'effet de ces médicamens est alors presque toujours immédiatement suivi de la disparition des vertiges, des éblouissemens, de la céphalalgie, de la pesanteur de tête, de la courbature, des douleurs contusives dans les membres, etc., qui prolongeaient l'état grave de maladie et faisaient craindre le retour d'une attaque de congestion sanguine. Tous les maîtres de l'art, et en particulier Sennert, Laucisi et surtout Rhan, ont insisté sur la nécessité d'obéir, sans hésiter, à ces indications précises de l'administration des vomitifs aux apoplectiques. Il serait facile de montrer, par des observations cliniques concluantes, que cette règle thérapeutique s'applique alors avec les plus heureux effets.

Utilité des laxatifs chez les apoplectiques.

« La nécessité d'entretenir la liberté du ventre, afin de soustraire l'encéphale à l'influence que peut exercer sur lui, pour la production de l'apoplexie, la rétention des matières fécales, indique nécessairement de remédier à la constipation chez les apoplectiques. Cette médication, urgente quand la constipation a précédé l'invasion du mal, et peut-être considérée comme ayant contribué à son développement, est toujours adjuvante pendant tout le cours du traitement de la maladie, quelle que soit la cause qui l'ait déterminée et à quelque degré d'intensité qu'elle soit parvenue. Elle s'obtient par l'administration de laxatifs légers, ou par les lavemens légèrement purgatifs ; il ne faut donner des purgatifs drastiques qu'avec beaucoup de réserve, car ils produisent facilement, dans ces cas, l'irritation inflammatoire de la muqueuse intestinale.

Appréciation de l'utilité des purgatifs comme moyen dérivatif dans les apoplexies graves.

« Les évacuations alvines sont provoqués avec hardiesse par quelques praticiens contre les apoplexies, dans l'intention de produire sur le tube digestif une irritation diacritique, révulsive propre à détourner brusquement le mouvement fluxionnaire vers l'abdomen, et favoriser ainsi la résolution de la congestion encéphalique. Plusieurs médecins insistent sur ces moyens, de manière à rendre l'effet purgatif continu pendant plusieurs jours. Cette médication est quelquefois heureuse, mais elle exige de grands ménagemens. Le succès ne doit pas faire oublier tout ce qu'il y a d'imprudent à la prescrire avant d'avoir eu recours aux évacuations sanguines générales et locales, surtout dans les cas où l'hypéraimie cérébrale suivie ou non de l'épanchement de sang, ne peut être révoquée en doute.

« Lorsque l'apoplexie débute et ne semble pas liée à une vive congestion ou à un épanchement encéphalique, l'action énergique d'un purgatif drastique, tel que l'huile de croton tiglium, ou l'extrait de coloquinte, est quelquefois suivie d'une diminution si rapide des accidens, qu'on ne peut nier qu'elle n'ait eu un effet très-avantageux; mais si ce résultat n'est pas immédiatement obtenu, nous n'avons jamais remarqué qu'il y ait avantage à insister. Nous pourrions même citer des faits dans lesquels une véritable phlegmasie intestinale a été provoquée sans utilité pour l'apoplexie, en persistant dans l'administration des drastiques. Leur utilité comme premier et principal moyen de traitement de l'apoplexie, pour être quelquefois incontestable, est donc le plus souvent incertaine. Ces médicamens deviennent si facilement nuisibles, en déterminant une irritation inflammatoire intestinale qui brise les forces du malade et réagit sur le cerveau, qu'un praticien prudent n'y a recours qu'avec réserve.

Utilité des purgatifs dans la période inflammatoire de l'apoplexie.

« Dans la période inflammatoire encéphalique, l'utilité des médicamens purgatifs peu actifs, continués pendant plusieurs jours ou repris par intervalles, nous a presque toujours semblé incontestable; ces médicamens déterminent en même temps une irritation révulsive sur le tube digestif et une déperdition de liquide qui agit comme antiphlogistique; la débilité qui succède aux excrétions alvines forcées, la diminution de la force et de la fréquence du pouls qu'elles produisent, la pâleur des parties colorées par le sang qu'elles occasionnent, ne permettent pas de leur refuser cet effet débilitant de tous les évacuans.

Nous avons habituellement recours à cette médication, et souvent, à l'exemple du docteur Abercombie, nous rendons son efficacité encore plus prononcée en faisant en même temps sur la tête des applications fraîches, soit en y maintenant des compresses imbibées d'oxycrat ou d'eau froide, soit, ce qui est préférable, en réitérant plusieurs fois par jour des affusions fraîches sur cette partie.

« Les drastiques, à cette période de la maladie, sont quelquefois préférables aux cathartiques, qui ont un effet trop faible; ils agissent de la même manière, mais avec plus d'énergie. M. Abercombie les préfère toujours et ne craint pas de les donner d'une manière continue en augmentant progressivement la dose.

Appréciation de l'effet des purgatifs dans la dernière période des apoplexies.

« Dès que le malade a passé l'époque de la cérébrite consécutive à l'épanchement sanguin, ou lorsque cette cérébrite n'est pas survenue, pour les apoplexies pour lesquelles il n'y a pas eu d'extravasation de sang, il faut renoncer aux purgatifs administrés autrement que comme moyen d'entretenir la liberté du ventre. La facilité avec laquelle s'établit la constipation chez ces malades qui sont forcés de garder le repos et presque l'immobilité, impose au médecin le soin de s'occuper toujours des moyens de provoquer les évacuations alvines; mais il ne doit jamais oublier en même temps qu'on peut très-aisément déterminer chez ces sujets des phlogoses intestinales, et ces phlogoses, en produisant la diarrhée, débilitent rapidement ces sujets déjà affaiblis par la maladie dont les dernières traces n'ont pas encore disparu.

Choix du mode de purgation.

« Quelques médecins croient utile, pour obtenir plus sûrement les bons effets qu'on attend de la médication évacuante chez les apoplectiques, de substituer les lavemens purgatifs aux médicamens doués de cette propriété ingérés dans l'estomac. Cette manière d'agir ne peut convenir que lorsque la déglutition est impossible, ou que lorsque l'on veut seulement débarrasser les gros intestins de la présence des fœces. L'effet purgatif actif est toujours imparfait sur le gros intestin, lors même qu'on croit le rendre puissant en se servant de substances très-irritantes; il ne fait qu'irriter et qu'enflammer en ne produisant qu'une sécrétion muqueuse modérée. Jamais on n'obtient ainsi ces selles liquides muqoso-séreuses très-considérables que déterminent les purgatifs donnés par la bouche, qui indiquent que la sécrétion et l'exhalation muqueuse et séreuse ont été vivement mises en jeu, et qui agissent comme antiphlogistiques. Cet effet constituant la principale utilité de cette médication, il faut toujours, quand cela se peut, préférer le mode d'administration par lequel on l'obtient le plus sûrement. »

Guérison d'une apoplexie par l'association des saignées et des évacuans.

Voici une observation qui justifie pleinement les préceptes du docteur Gendrin pour le traitement de l'apoplexie. L'authenticité du fait qui s'est passé à l'île de France, en 1823, peut être garantie par un grand nombre de personnes qui sont encore dans la colonie, et par deux des petits-fils de la malade, qui habitent actuellement Paris, MM. A. et E. de L...St. Y. logés, l'un, rue Louis-le-Grand, n° 19, et l'autre, rue Saint-Florentin, n° 15. Ces deux Messieurs sont connus de MM. les docteurs Lisfranc, Gendrin, C. Broussais et Fauconneau-Dufresne.

Madame B....... âgée de 65 ans, d'une forte constitution, est frappée d'apoplexie; elle est traitée par des médecins expérimentés; on lui fait de larges saignées; elle ne reprend pas connaissance, et ses forces décroissent sensiblement; après des soins nombreux et empressés qui ne procurent aucune amélioration, les médecins la regardent comme perdue; enfin on la croit morte, et l'on se dispose à lui passer le drap sur la tête, lorsque son mari, en désespoir de cause, et d'après les conseils d'un parent de la famille (M. Amic, oncle de M. Thiers, aujourd'hui ministre), lui fait avaler, avec de grands efforts, quelques cuillerées du vomi-purgatif de Leroy. Une heure après l'ingestion de ce remède dans l'estomac, la malade donne des signes de vie, les forces se raniment, des matières abondantes, muqueuses, visqueuses et bilieuses sont rejetées par le vomissement; les intestins font entendre un bruit de gargouillement qui est bientôt suivi de copieuses évacuations alvines; la respiration et la circulation redeviennent sensibles: la douleur, le désespoir de la nombreuse famille se trouvent subitement remplacés par la joie, par l'espérance de conserver encore pendant de longues années cette respectable malade!

Cependant les fonctions propres du cerveau ne se rétablissent pas; mais la digestion se fait bien; on lui fait prendre de la tisane et du bouillon; on lui administre, avec l'approbation des médecins, quelques doses du purgatif drastique de Leroy, qui produit les plus henreux effets; enfin au bout d'un certain nombre de jours, la malade reprend tout-à-fait connaissance, et ne comprend rien aux démonstrations de joie des personnes qui l'entourent; elle finit par se rétablir si bien, qu'elle a encore vécu dix ans, exempte de paralysie. Présenta-t-elle des symptômes de paralysie pendant sa maladie? Je l'ignore. Ce qui est connu, c'est *qu'elle n'a plus eu d'attaque d'apoplexie*, grace peut-être aux purgatifs qu'elle prenait de temps en temps. Elle a succombé à l'âge de 75 ans, dans un état d'anasarque. Il est probable qu'elle eût parcouru une carrière beaucoup plus longue, sans de violens chagrins qu'elle éprouva les dernières années de sa vie.

Peut-on trouver un exemple plus satisfaisant des heureux effets de l'association des saignées et des purgatifs, dans le traitement d'une apoplexie? Qui peut douter que la malade n'ait dû la vie à l'éméto-cathartique qui très-probablement ne produisit un si heureux résultat, que parce qu'il avait trouvé l'économie déjà préparée par les salutaires saignées faites préalablement? Cette observation nous montre encore un de ces cas qui se présentent si souvent en pratique, de ces cas où le genre de médications qu'on adoptera, loin d'être indifférent, pourra avoir les plus grandes conséquences. Quand faudra-t-il saigner? Quand faudra-t-il purger! En général, MM. les professeurs de la Faculté n'enseignent pas encore, d'une manière claire et précise à distinguer ces cas si importans : heureusement les élèves peuvent, en attendant, trouver d'excellentes leçons à ce sujet, chez M. Gendrin, à l'hôpital de la Pitié, et chez M. De Larroque, à l'hôpital Necker.

Je termine ici mon chapitre, en répétant que l'association des émissions sanguines et des évacuans peut, dans une foule de cas, procurer au *médecin le bonheur de rendre à ses semblables le* PREMIER DE TOUS LES BIENS, LA SANTÉ!

CHAPITRE VI.

Conclusion.

École d'Hippocrate.

Après avoir recherché des définitions de la vie, de la santé et de la maladie, non dans l'intention de critiquer celles qui nous ont été données par les auteurs, mais uniquement pour exercer et satisfaire mon esprit, j'ai exposé la composition du sang, j'ai étudié l'utilité et le danger des saignées, j'ai cru ne pouvoir me dispenser de parler de l'altération des humeurs, pour faire mieux ressortir l'utilité et le danger des évacuans, et j'ai terminé mon travail par l'association de la saignée et de la purgation. Je ne pense pas, qu'après la lecture de ma dissertation, on puisse m'accuser d'adopter un traitement exclusif. Il me semble qu'on ne peut pas être exclusif quand on sort, dans ce moment, de l'École de Paris, et qu'on a lu avec attention les ouvrages d'Hippocrate et de Sydenham : « Le père de la médecine n'était ni solidiste exclusif, ni humoriste exclusif, ni vitaliste exclusif; son école réunisssait tous les systêmes, ou n'en avait aucun, mais faisait reposer la médecine sur les résultats généraux de l'observation (1). »

Or, « l'observation exacte des symptômes et de ce qui est utile ou nuisible aux malades, est le moyen le plus sûr pour avancer dans la connaissance de l'art de guérir (2). »

Aussi Hippocrate, dans son *Traité de l'ancienne médecine* (3), tout en reconnaissant l'utilité de l'ana-

(1) M. F. Bérard, *Doctrine médicale de l'École de Montpellier*, p. 306.

(2) Sydenham, *Encyclopédie des sciences médicales*, p. 293.

(3) Article 22, *Encyclopédie des sciences médicales*, p. 436.

tomie, fait sentir aux médecins qu'ils ne doivent pas cependant y mettre leur principale confiance.

Ce qui prouve bien que ce grand homme avait raison, c'est que beaucoup de contemporains qui, énorgueillis des progrès de l'anatomie, croyaient pouvoir, dans leur ambition, dépasser *en tout* les anciens, et même les délaisser, ont été obligés de revenir sur leurs pas, et d'avouer que les observations d'Hippocrate sont de la plus frappante vérité.

Le but de mon travail a été de me faire des idées justes sur l'emploi des émissions sanguines et des évacuans. Je crois être arrivé à prouver, autant que peut le faire une personne qui a plus de volonté que de forces, que si les saignées sont réellement utiles dans bien des circonstances, les évacuans, à leur tour, bien loin d'être presque toujours dangereux, comme beaucoup de médecins l'ont malheureusement cru trop long-temps, ont, au contraire (non pas toujours, bien s'en faut, mais dans une foule de cas, surtout dans les maladies chroniques), une supériorité incontestable sur les saignées, *et sont infiniment moins dangereux.*

Expérience proposée aux médecins.

Je suis tellement convaincu de cette dernière vérité, que je proposerais une expérience convaincante, si je ne craignais qu'on ne m'accusât de vouloir plaisanter dans un écrit qui doit être soumis à un jury que je respecte. Je dirais : On a prétendu que les expériences faites sur les chiens, par M. le professeur Magendie, ne prouvent rien pour les hommes : eh bien ! que deux personnes, dans les mêmes conditions physiologiques, se dévouent pour la science et pour l'humanité, comme on en voit qui se revêtent des habits des pestiférés, *croyant constater, par ce moyen*, la contagion ou la non-contagion de la peste; qu'un médecin d'une opinion contraire à la mienne consente à se laisser saigner pendant quinze jours de suite, je suis tout prêt à prendre des purgatifs drastiques pendant le même nombre de jours; qu'on nous laisse user à volonté des alimens et des boissons que nous désirerons, et, avant la fin de l'expérience, je suis persuadé qu'il ne restera plus aucun doute dans l'esprit de qui que ce soit sur le grand danger de l'abus d'un de ces moyens, et sur le peu de danger de celui de l'autre. Il y a quelques années que ma proposition aurait pu être acceptée, comme le fut celle au sujet de l'inoculation du virus syphilitique, au grand détriment des expérimentateurs; mais aujourd'hui on est trop avisé, et personne, je crois, n'accepterait une offre que je fais sincèrement, et sans aucune intention, je le répète, de manquer aux convenances. Un tel refus, dans cette époque d'expériences et de dévouement, fournit de bien grandes probabilités en faveur de ma proposition !

Justification de l'auteur.

Si l'on me blâme de me mettre en opposition, dans certains passages de ma thèse, avec quelques médecins respectables, je répondrai, pour ma justification, qu'on aurait raison de me trouver audacieux, si, pour combattre des savans d'un mérite incontestable, j'osais me présenter, armé seulement de mes opinions, de mes propres observations, ou de celles de quelques médecins peu connus. Si j'agissais d'une manière aussi inconsidérée, nul doute qu'en punition de ma témérité, je ne fusse bientôt écrasé sous leurs terribles coups; mais, sentant ma faiblesse, en misérable pygmée, je me mets à l'abri derrière le faisceau des armures impénétrables des géans, tels que les Hippocrate, les Sydenham, les Huxham, les Broussais, etc., et je me crois en sûreté!

Je ne soutiens pas, cependant, que mes opinions, qui sont le résultat de tout ce que j'ai vu et étudié jusqu'à ce jour, et auxquelles je crois, de bonne foi, devoir m'arrêter, soient pour cela meilleures que celles des autres : loin de moi une telle prétention! A mesure qu'on avance dans la vie et dans la science, on sent diminuer sa présomption, et l'on éprouve le sentiment de sa propre faiblesse, d'autant plus qu'on écoute les discours des grands maîtres, ou qu'on étudie leurs savans ouvrages.

Si je prends la plume aujourd'hui, c'est uniquement pour satisfaire à la loi. Mon seul désir est de prouver que, ne regardant pas l'exercice de la médecine comme un vil métier, je brûle d'envie de connaître la vérité, et de servir consciencieusement les intérêts sacrés de l'humanité!

C'est sous l'influence de ces dispositions morales, que je soumets, avec confiance, mon travail à mes juges, et que je le présente avec plaisir à mes amis.

FIN.

TABLE DES MATIÈRES

CONTENUES DANS CET OUVRAGE.

CHAPITRE III.

CHAPITRE IV.

CHAPITRE V.

CHAPITRE VI.

FIN DE LA TABLE DES MATIÈRES.

www.ingramcontent.com/pod-product-compliance
Ingram Content Group UK Ltd.
Pitfield, Milton Keynes, MK11 3LW, UK
UKHW020143220726
13923UKWH00001B/348

9 782019 267858